"十四五"中等职业学校教材

中药炮制实训指导

ZHONGYAO PAOZHI SHIXUN ZHIDAO

李雨田　李　晶　主　编

王中博　李艳鹏　副主编

任学慧　主　审

化学工业出版社

·北京·

内容简介

本教材主要根据国家职业技能标准《中药炮制工》（四级）编写。全书分为两章，第一章基础知识，简要叙述了中药炮制技术的概念、起源、主要炮制专著、常用炮制辅料和炮制目的等基本内容；第二章实训指导，重点讲述净选法，切制法，清炒法，加固体辅料炒法，炙法，煅法，蒸、煮、燀法，复制法，煨法，发芽、发酵法，制霜法，净提法和水飞法等十三种炮制方法。在本书的核心章节——"清炒法""加固体辅料炒法"和"炙法"中插入了生品和炮制品的对比彩图，形象直观地对炮制前后成品性状进行了描述，统一了炮制判断标准，使学生们易于理解和掌握所学炮制内容。

本书可作为中医、中药相关专业中职教材，也可作为中药炮制培训教材。

图书在版编目 (CIP) 数据

中药炮制实训指导 / 李雨田，李晶主编. —北京：
化学工业出版社，2023. 5

ISBN 978-7-122-42978-0

Ⅰ.①中…　Ⅱ.①李…②李…　Ⅲ.①中药炮制学 -
中等专业学校 - 教材　Ⅳ.① R283

中国国家版本馆 CIP 数据核字（2023）第 027086 号

责任编辑：李　瑾　蔡洪伟　　　　　　　装帧设计：王晓宇
责任校对：李雨函

出版发行：化学工业出版社（北京市东城区青年湖南街 13 号　邮政编码 100011）
印　　装：三河市延风印装有限公司
787mm×1092mm　1/16　印张 7½　彩插 7　字数 148 千字　2023 年 9 月北京第 1 版第 1 次印刷

购书咨询：010-64518888　　　　　　　售后服务：010-64518899
网　　址：http://www.cip.com.cn

凡购买本书，如有缺损质量问题，本社销售中心负责调换。

定　　价：25.00 元　　　　　　　　　　　　　　　　版权所有　违者必究

编写人员名单

主　编： 李雨田　李　晶

副主编： 王中博　李艳鹏

参　编： 李雨田　李　晶　王中博
　　　　　李艳鹏　王　萍

主　审： 任学慧

前言

中等职业教育的理念是"以服务为宗旨，以就业为导向"，目的是为社会培养急需的生产、建设、管理、服务一线的应用型人才。教学是中职学校的工作核心，通过教学能使学生掌握知识，形成技能。教材是教学活动的基础，是知识和技能的有效载体。所以，中职学校以教学课程目标为指导思想，以本校学生实际情况为依据，以学校办学特色为导向，与具体的专业紧密结合，编写符合本校学生教学特点的教材显得尤为必要。

中药炮制是我国首批"国家非物质文化遗产"名录收载的项目，是制备中药饮片的一门传统制药技术，它不但包括中药炮制的理论知识，而且还包括传统制药技能，因此中药炮制技术实训课程是中药炮制教学过程中的重要环节，是理论联系实际的有效途径，通过实训教学，使学生掌握中药炮制的基本方法和基本技能，培养学生实际操作能力以及实事求是的工作作风，同时也可以使学生验证并加深理解课堂上所学到的基本理论，以便更好地掌握中药炮制技术这门专业知识。为传统制药工艺的传承与发扬奠定坚实的理论基础与深厚的实践经验。

本教材主要根据国家职业技能标准《中药炮制工》（四级）编写。全书分为两章，第一章基础知识，简要叙述了中药炮制技术的概念、起源、主要炮制专著、常用炮制辅料和炮制目的等基本内容；第二章实训指导，重点讲述净选法，切制法，清炒法，加固体辅料炒法，炙法，煅法，蒸、煮、焯法，复制法，煨法，发芽、发酵法，制霜法，净提法和水飞法等十三种炮制方法。在本书的核心章节——"清炒法""加固体辅料炒法"和"炙法"中插入了生品和炮制品的对比彩图，形象直观地对炮制前后成品性状进行了描述，统一了炮制判断标准，使学生们易于理解和掌握所学炮制内容。

在本书的编写过程中，编者不断地进行修改和完善，使之符合学生的实际需要。但由于编者水平有限，加之时间仓促，书中难免存在疏漏之处，望广大读者提出宝贵意见和建议，以期进一步改进。

编者

2023 年 6 月

目录

第一章　基础知识 001

第一节　概　述 001
第二节　中药炮制辅料 003
第三节　中药炮制的目的 005

第二章　实训指导 010

第一节　实训须知 010
第二节　实训内容 011
　实训一　净选法 011
　实训二　切制法 015
　实训三　清炒法 020
　实训四　加固体辅料炒法 034
　实训五　炙法 049
　实训六　煅法 070
　实训七　蒸、煮、燀法 080
　实训八　复制法 089

实训九　煨法 ··· 093

实训十　发芽、发酵法 ··· 097

实训十一　制霜法 ··· 101

实训十二　净提法 ··· 104

实训十三　水飞法 ··· 107

课后习题答案 ·· 110

参考文献 ·· 114

第一章

基础知识

第一节
概　述

一、认识中药炮制技术

中药材必须经过炮制成饮片后才能入药，这是中医临床用药的一个特点，也是中医药的一大特色。中药炮制技术是根据中医药理论，依照辨证施治用药的需要和药物自身性质，以及调剂、制剂的不同要求所采取的制药技术。

中药炮制，简称"炮制"，是中医药学特定的术语，历史上又称"炮炙""制造""修治""修制""修事""修合""合和""治削"等。

二、中药炮制技术的产生

中药炮制起源的具体年代已经无从考证，可以说是随着中药的发现和应用而产生的，其历史可以追溯到原始社会。中药炮制产生的前提条件如下。

1.中药的发现

远古时代，我们的祖先在寻找食物的过程中，由于采集的"食物"来自自然界的各种动植物，因此，不可避免地会误食一些有毒甚至剧毒的动植物，以致发生呕吐、腹泻、昏迷甚至死亡等中毒现象；同时也因吃了某些动植物，使原有的呕吐、腹泻、昏迷等症状得以缓解甚至消除。逐渐积累，便形成了最初的中药知识，总结出有的动植物能治病，有的则有毒。

2. 火的使用

火的发现和使用使人类逐步从生食过渡到熟食，也为药物"炮炙"加工提供了客观条件。一些制备熟食的方法被用于处理药物，使其也有了生、熟之分，如炮、烧等，产生了中药炮制的雏形（火制）。

3. 药物加工方法的诞生

为了服用方便，我们的祖先对药物进行洗净、劈成小块、锉成粉末等简单加工。到了夏商时代，由于酒、醋等辅料的发明和应用，以及人们对烹调技术的掌握，又促进了制药的发展。为了降低或消除中药的毒性，将加工食物的方法用于毒性中药的加工处理上，于是产生了最早的中药"炮炙"。

由此可知，中药炮制技术的产生和发展，既非一个时代所产生，更非某一个人所独创，而是我们的祖先在长期生产、生活实践以及药物应用中总结出来的。

三、中药炮制技术的发展

中药炮制技术的发展大约可分为四个时期，春秋战国至宋代是中药炮制技术的起始和形成时期，元明时期是炮制理论的形成时期，清代是炮制品种和技术的扩大应用时期，现代是炮制技术振兴发展时期。

三大炮制专著的概况见下表。

书名	作者	成书年代	载药	主要特点和贡献
《雷公炮炙论》	雷敩	南北朝刘宋	300 种	①总结当时的炮制成就； ②创建了炮制新方法，概括炮制作用； ③运用辅料炮制药物
《炮炙大法》	缪希雍	明代	439 种	①总结归纳了雷公炮炙十七法； ②提出药物贮藏保管之法
《修事指南》	张叡	清代	232 种	①系统叙述各种炮制方法； ②进一步深化炮制理论

课后习题

1. 提出"雷公炮炙十七法"的是（   ）。

A. 陈嘉谟　　　　B. 缪希雍　　　　　C. 李时珍　　　　D. 雷敩

2.《修事指南》的作者是（　　　）。

A. 张叡　　　　　B. 张仲景　　　　　C. 陈嘉谟　　　　D. 缪希雍

3. 我国古代第一部炮制专著是＿＿＿＿＿＿。

第二节
中药炮制辅料

一、中药炮制辅料定义

中药炮制的辅料是指在炮制过程中使用的具有辅助主药达到炮制目的的附加物料，简称"炮制辅料"或"辅料"。

二、中药炮制辅料分类

中药炮制辅料按照使用时的形态区分，一般分为液体辅料及固体辅料两类。

常用的液体辅料有：酒、醋、蜂蜜、食盐水、姜汁、食用油脂。

常用的固体辅料有：稻米、土粉、河砂、滑石粉、蛤粉、麦麸。

1. 酒

炮制使用黄酒。黄酒为米、麦、黍等粮食加酒曲经发酵、过滤制成。乙醇含量为 15% ～ 20%，尚含糖类、酸类、氨基酸、矿物质等成分。

酒，性热，味甘、辛，能祛风通络、行药势、矫气味、引气血上行。

2. 醋

亦称米醋，为米、麦、高粱等经酿造而成。主含醋酸（4% ～ 6%），尚含维生素、琥珀酸、山梨糖、灰分等。

醋，性温，味酸、苦，为肝经药引。兼具有散瘀止痛、矫气味、解毒等作用。

3. 蜂蜜

由蜜蜂酿造而成，品种比较复杂。枣花蜜、荔枝蜜质量较好，菜花蜜产量最大，也是炮制中使用最多的品种；杂花蜜质量较次；毒花蜜（蜜蜂采集的蜜源植物为有毒植物）不能使用。蜂蜜主含果糖、葡萄糖，尚含氨基酸、维生素、矿物质等。

蜂蜜（炼蜜），味甘、性温，有补中益气、润肺止咳、缓急止痛、矫气味、解毒等作用。蜂蜜须经炼制才能用于炮制。

4. 食盐水

为食盐加定量清水（通常每 1 kg 食盐，加清水 4 ～ 5 kg）溶化制成。主含氯化钠。

食盐水味咸、性寒，为肾经药引。具有强筋健骨、清热泻火、软坚散结、利尿、清虚热的作用。

5. 姜汁

为生姜经切碎捣烂压榨所得，也可由生姜经切片煎煮制得。主含挥发油、姜辣素，尚含多种氨基酸、淀粉等。

姜汁味辛、性温，为胃经药引。具有发散表寒、温中止呕、解毒等作用。

6. 食用油脂

为植物种子压榨而得，或为动物脂肪组织经炼制而成。常用的有麻油、菜籽油、花生油、牛脂、羊脂等。

食用油脂味甘、性温，具有补益作用。同时，因油脂能加热到较高的温度，故常用于炮制动物骨骼。

7. 稻米

为稻的种子（稻谷）去种皮制成。炮制通常选用大米（籼米）和糯米。

稻米含淀粉、蛋白质、脂肪、糖类、矿物质、氨基酸、微量元素、维生素等。有补中益气、健脾和胃作用。同时因稻米比表面积大，具有较强的吸附力，可用于吸附分子量小的成分。

8. 土粉

过去使用灶心土。主含硅酸盐类、矿物质等。味辛、性温，具有温中和胃、止血、止呕作用。

灶心土现在较难收集，多数地方用赤石脂替代，亦有用黄土替代的。但因各地土中所含成分差别较大，故不建议使用黄土。

9. 河砂

炮制用的河砂，应选用中等粗细、粒度均匀的河砂。通常淘取河砂，筛去粗颗粒，用清水淘洗干净，晒干或炒干，筛去细粉即可使用。有些地方习惯使用"油砂"，其制法是将清砂炒至疏松滑利、色泽一致后，加入 1% ～ 2% 食用植物油（通常用菜籽油），继续炒至油烟散尽，色泽一致，放凉备用。

河砂本身无药理作用。炮制中主要利用其温度高、传热均匀的特点。砂炒火力强，温度高，适用于炒制质地坚硬的药材。

10. 滑石粉

为中药滑石经干燥、粉碎、过筛制成。味甘、性寒，具有清热利尿作用。炮制利用其滑利性好、传热均匀的特点。适用于韧性较大的动物类药物。

11. 蛤粉

为蛤蜊的贝壳经煅烧粉碎而成。味咸、性寒，有清热利湿、软坚化痰作用。

蛤粉炒火力较弱，而且蛤粉颗粒细小，传热作用较砂慢，可使药物缓慢受热而适用于炒制胶类药物。

12. 麦麸

为小麦的种皮，麦麸含淀粉、蛋白质、维生素等。具有健脾和中、缓燥、矫气味的作用。

课后习题

1. 利用辅料炮制，可引药入肺经的方法是_____。
2. 传统炮制理论认为药物经醋制后可引药入_____。
3. 可引药上行的炮制方法是_____。
4. 可引药入肾经的炮制方法是_____。
5. 土炒制的作用是_____、_____、_____。
6. 姜汁为胃经药引，具有_____、_____、_____作用。
7. 不属于辅料酒作用的是（　　　）。
A. 活血通络　　　　　B. 祛风散寒　　　　　C. 引药入肝
D. 行药势　　　　　　E. 矫臭矫味

第三节
中药炮制的目的

中药大多来源于自然界的植物、动物、矿物，在未经处理前，有些含有杂质甚至有毒成分，有些比较粗大或质地比较坚硬，难以直接应用于制剂和临床。炮制目的总的来说是使临床用药更有效、更安全，大致可以归纳为以下几个方面。

一、增强药物作用，提高临床疗效

经过炮制后，药物所含的有效成分易于溶出，从而提高疗效；一些药物加辅料炮制后，因辅料的协同作用，增强了疗效。如种子类药物的传统炮制方法是"逢子必炒"，其原理就是种子经过炒制后，其表皮（种皮）爆裂，质地变疏松，里面的有效成分便于溶出，从而可增强疗效；款冬花、紫菀等化痰止咳类药经过蜜炙后，因蜂蜜可甘缓益脾、润肺止咳，所以增强了药物润肺止咳的疗效；又如延胡索经过醋炙后，其所含的难溶于水的游离生物碱延胡索乙素可与醋酸结合成易溶于水的醋酸盐，煎煮时更易于溶出，从而增强了活血止痛的功效。

二、降低或消除药物的毒性或副作用，保证用药安全

一些毒副作用较强的中药，需要经过炮制，降低或消除其毒副作用后，才可应用于临床。如半夏生品有毒，凡内服必须经炮制，即毒性降低后方可入药；巴豆、苍耳子、蓖麻子等中药含有毒性蛋白，经过加热炮制使之变性，以消除毒性；苍术、枳壳等生品辛燥性强的中药，经过麸炒炮制后，所含辛燥成分（挥发油）含量降低，副作用也就降低；何首乌生品有滑肠致泻的作用，若用于补肝肾、益精血，需蒸制成制首乌，有毒成分（结合型蒽醌）被破坏，消除其滑肠致泻的副作用后应用；柏子仁生品也有滑肠通便的副作用，可将其制成柏子仁霜以消除副作用。

三、改变或缓和药物的性能

中药有寒、热、温、凉四性及辛、酸、甘、苦、咸五味。性味偏盛的药物，常有一些副作用，太寒伤阳，太热伤阴，过辛损津耗气，过酸损齿伤筋，太甘生湿助满，太苦伤胃耗液，太咸则助生痰湿。经过炮制后，可以改变或缓和性味偏盛药物的药性，以适应临床需要。如生甘草性味甘凉，长于清热解毒、清肺化痰，经蜜炙为炙甘草后，其性味转为甘温，善于补脾益气、缓急止痛，甘草炮制后药性由凉转温，功能由清转补；生地黄经炮制变为熟地黄后，其性变温，可滋阴补血；补骨脂、益智仁等药生品辛温而燥，容易伤阴，经过盐炙后，可缓和其辛燥之性；又如大黄、黄连等药，经过酒炙后，能缓和其苦寒之性。

四、改变或增强药物的作用趋向

中医以升、降、浮、沉来表示中药的作用趋向。中药经过炮制后，可以改变或增强其升、降、浮、沉的作用趋向，尤其炮制辅料对中药作用趋向影响很重要。一般来说，经酒、姜炙，能升浮；经醋、盐炙能沉降、引药下行，而且醋炙能入肝，盐炙能入肾。例如生大黄苦寒，作用趋向沉降，经酒炙后，借酒的升提作用，引药上行，能清上焦实热；又如生莱菔子升多于降，用于涌吐风痰，炒后降多于升，用于降气化痰、消食除胀。

五、改变药物的作用部位或增强对某部位的作用

中医对于疾病的部位，常以经络、脏腑来归纳。药物对某些脏腑和经络的选择性作用，即药物归某经。一种药物因成分复杂，作用部位较多，常常归入数经，根据临床需要，可通过炮制，使其归入某一经，以增强疗效。如柴胡，可入心包、肝、三焦、胆等四经，通过醋炙后，专入肝经，以增强疏肝止痛的作用。又如益智仁、小茴香、橘核等经过盐炙后，则有助于引药入肾经，更好地发挥治疗肾经疾病的作用。

六、便于调剂和制剂

来源于植物药的中药材经水制软化，切制为一定规格的片、丝、段、块后，形状变得较小而规范，便于制剂和调配处方；质地坚硬的矿物类、甲壳类及动物化石类药材，经加热处理，使之质地酥脆而便于粉碎和煎出有效成分，如砂烫醋淬鳖甲、砂烫马钱子、蛤粉烫阿胶等。制剂药材经炒、煅等加热方法炮制后便于粉碎和提取有效成分，如有些药材粉碎后直接入药制成散剂、片剂、胶囊剂等，有些药材需经过提取有效成分后入药。

七、便于贮藏及保存药效

药物在加工炮制过程中采用加热炮制如烘、炒等处理后，含水量降低，可

以防止霉变、利于贮藏；采用蒸、炒等加热炮制，能杀死虫卵、防止孵化，如桑螵蛸；采用蒸、婵等方法炮制处理，破坏酶的活性以保存药效，如黄芩、苦杏仁等。

八、矫正不良气味，便于服用

一些动物类、树脂类和其他有特殊不快臭味的药物，常使病人难以口服，服用后会产生恶心、呕吐、心烦等不良反应。采用漂洗、酒炙、醋炙、麸炒等方法炮制，以矫臭矫味，便于服用。如酒炙乌梢蛇，醋炙乳香、没药，麸炒僵蚕等。

九、提高药物净度，确保用药质量

中药在采收、运输、贮藏保管等环节中，常会混入泥沙、非药用部位等杂质，或混有一些霉烂、虫蛀等变质品。为了增进疗效，保障用药安全有效，必须将混入的各种杂质、非药用部位、霉败变质的药物除去，以提高药物的净度，确保用药质量。可采用净选、清洗、水飞、提净、升华制霜等炮制方法，提高药物的净度。如根类药材的芦头，皮类药材的粗皮，昆虫类药材的头、足、翅等应除净。有的中药虽是同一种植物，但由于部位不同，其作用也不同，故应分别入药，如麻黄的根与茎。

十、产生新功效，扩大药物使用范围

如荆芥生用疏风解表，炒炭止血，可用于各种出血证。

十一、产生新药物，扩大药物来源

生品不能药用的头发和棕榈，经过扣锅煅成炭后，均产生了新的止血作用。稻谷、麦子等经过发芽后，其淀粉、蛋白质分解成单糖和氨基酸，产生了消食健脾的功效。

一种药物可有多种炮制方法，如山楂根据不同的炮制方法有生品、炒黄、炒焦及炒炭四种炮制品种；同时一种炮制方法可能有几个方面的目的，如山楂经炒焦后，不仅可以减弱其酸味，而且可以增加苦味，增强了消食止泻的功效。又如乳香经醋炙后，可缓和其刺激性，能矫臭矫味，利于服用，还便于粉碎，增强其活血止痛、收敛生肌的功效。

　　综上所述，中药炮制的基本目的，可以归纳为两点：其一，是保证临床使用的安全性；其二，是保证临床使用的有效性。

课后习题

　　配伍选择题

A. 甘草蜜炙　　　　　　B. 莱菔子炒制　　　　　　C. 黄柏去栓皮
D. 柴胡醋炙　　　　　　E. 阿胶蛤粉炒

1. 属于洁净药物的是（　　　）。

2. 属于便于调剂制剂、降低滋腻之性的是（　　　）。

3. 增强药物对某部位的作用的是（　　　）。

A. 增强疗效　　　　　　B. 降低毒性　　　　　　C. 降低或消除副作用
D. 改变药物作用趋势　　E. 矫臭矫味

4. 延胡索醋炙的炮制目的是（　　　）。

5. 巴豆仁去油制霜的炮制目的是（　　　）。

6. 酒炙乌梢蛇的炮制目的是（　　　）。

7. 炒莱菔子的炮制目的是（　　　）。

8. 苍术麸炒的炮制目的是（　　　）。

第二章
实训指导

第一节
实训须知

一、学生在每次实训前须认真预习

通过预习，可以了解本次实训的内容、目的、炮制方法及具体工艺流程、注意事项、炮制品的质量标准，并完成实训预习报告。

二、实训指导老师要做好示教、指导及评定工作

实训前指导老师必须先讲解相关的实训内容、实训目的、实训器具、实训药物、炮制工艺流程并进行相关的实训示教，指出实训操作过程中的注意事项及炮制品的质量要求。

三、学生要以科学的态度对待每次实训操作

实训期间要一丝不苟，严格遵守操作规程（若提出不同的操作规程，应预先设计好，并征得指导老师的同意），时刻要想到炮制的药物是用于防病治病的，细心观察，积极思考，分析比较，总结归纳，做好实训原始记录，并完成实训报告。

四、实训室规则

1. 不得在实训室内携带、食用食品、饮料。

2. 实训室内必须保持安静、严肃，不得高声喧哗、嬉笑及做与实训无关的事情，不许擅自离开自己的实训场地或找人照管自己的实训操作。

3. 学生必须穿好实训服才能进入实训室，学生要服从老师的安排和指导，实训过程中若发生意外，应及时向老师请示汇报，以便及时处理。

4. 实训用原、辅材料应名实相符，要在拿取、称量和放回时进行 3 次核对；毒性药品需在专用的天平上称量；称量完毕应盖好瓶盖，放回原处。使用精密仪器时，首先应熟悉性能与操作方法，用前检查，用后登记。

5. 实训所用毒性药物，实训时必须按要求将药物炮制好，使之安全有效用于临床，不能将不同品种相混淆，同时要特别注意实训安全。

6. 学生绝对不允许将有毒副作用的药物带出实训室，炮制过有毒药物的器具、辅料要处理好，以免发生中毒等意外事件。

7. 炮制过程中所用的电或煤气，使用时要注意安全，防止发生触电、煤气中毒等重大事故。老师要介绍安全用电、用气知识，一旦发生事故，应迅速断电、停煤气及采取相关的实训处理。

8. 要爱护实训工具和仪器，使用完毕要及时处理干净、放回原处。若有损坏要向老师汇报，填写报损登记单。

9. 实训完毕应将火源熄灭，工作台面清扫干净。值日生将室内清扫干净，用具放置整齐，检查水、电、门、窗等是否关好，待老师确认无误后方能离开实训室。老师要全面督促和检查，以免发生意外。

第二节
实训内容

实训一　净选法

一、实训目的

1. 掌握清除杂质和除去非药用部位的方法。
2. 熟悉药筛、簸箕的使用方法。
3. 了解筛药机和风筛机的工作原理及操作方法。

二、实训器具

药筛、簸箕、搪瓷盘、小刀、镊子、刷子。

三、实训药物

菊花、桑叶、延胡索、苏子、车前子、莱菔子、莲子、山楂、栀子、草果、枇杷叶、党参。

四、实训操作

（一）清除杂质

1. 挑选法

手工清除混在药材中的杂质及霉变品等，或将药材按大小、粗细进行分档，以便使其洁净或分开不同的药用部位。

操作方法：将药材摊放在净选工作台上，用手挑拣出簸不出、筛不去且不能入药的杂质，如柄、核、梗、壳等，或变质失效的成分，如虫蛀、霉变及走油部分，或分离不同的药用部位。

2. 筛选法

根据药材和杂质的体积大小不同，选用不同规格的药筛，筛去药材中的杂质，或将大小不等的药材分档。

操作方法：选择适宜规格的药筛，将药材放入药筛中，不断转动药筛，均匀用力将杂质筛出。

3. 风选法

利用药材与杂质的密度不同，经过簸扬，使之相互分离，以除去杂质。

操作方法：将药材置簸箕内，两手握住簸箕边缘均匀用力，通过扬、簸、摆将杂质除去。

4. 水选法

用清水洗净或浸漂药材，以除去杂质。

操作方法：将药材放在水中不断搓揉、搅动，或放于水中浸泡一段时间后取出。

（二）除去非药用部位

操作方法：将药材摊放在净选工作台上，可借助小刀、镊子或刷子等工具去除药材的非药用部位，如芦头、残根、心、核、瓤、枝梗、皮壳、毛、头、尾、足、翅、皮、骨、残肉筋膜等，以便使其洁净或进一步加工处理。

净制实训任务表见表 1-1。

表 1-1 净制实训任务表

项目	药物名称	净制工艺	药物领用量	净制合格率	备注
清除杂质	菊花 桑叶 延胡索 苏子 车前子 莱菔子				
除去非药用部位	莲子 山楂 栀子 草果 枇杷叶 党参				
参观见习	到饮片加工厂、药厂等单位参观、见习； 了解筛药机和风筛机工作原理及操作方法				

五、综合评定（表 1-2）

表 1-2 净制实训综合评定表

评定内容	技能项目	技能要求	分值	实得分
准备	工作服、精神状态	工作服穿着整齐 衣帽清洁 双手清洁 指甲合格 有良好的精神状态	5	
	用具准备	取用适合的用具 摆放整齐、有序	5	
	药材准备、取用量	药材取用量适当	5	

续表

评定内容	技能项目	技能要求	分值	实得分
操作	清除杂质	药筛、簸箕操作熟练 药材分档合理 药材净度符合要求	30	
	除去非药用部位	熟练去心 熟练去核 熟练去枝梗 熟练去皮壳 熟练去毛 熟练去芦头 药材净度符合要求	30	
结果	成品	成品合格率	15	
	废弃物	废弃物处理、卫生清理	5	
	用具	用具清洁、整理	5	
总分			100	

六、注意事项

1. 在使用完净选工具后要及时清洗、保养。
2. 应根据临床需求和药材本身的性质选择不同的净选加工方法。

课后习题

1. 下列药材在用药筛进行净选操作时，各应选用几号药筛？分别达到什么样的净选要求？

（1）菊花：选用____号筛，将_____筛出。

（2）桑叶：先揉搓，使_____完全通过_____号筛。

（3）延胡索：选用____号筛，将药材_____。

2. 苏子、车前子、莱菔子在用簸箕进行风选操作时，应注意哪些问题？如何操作？

3. 下列药材应分别除去的非药用部位是什么？

（1）莲子：去____。

（2）山楂：去____。

（3）栀子：去____。

（4）草果：去____。

（5）枇杷叶：去____。

（6）党参：去____。

4.净选加工的目的是什么？常用的净选加工方法有哪些？

实训二　切制法

一、实训目的

1.掌握手工切制各种类型饮片的方法。

2.学会多功能中药切片机和电子恒温干燥箱的操作方法。

二、器具、设备

1.器具：切药刀、雷公刨、蟹爪钳、搪瓷盘、喷壶。

2.设备

（1）多功能中药切片机。

（2）电子恒温干燥箱。

三、实训药物

桔梗、党参、陈皮、益母草、干姜、川芎、山药、荷叶、荆芥。

四、实训操作

（一）药材软化及检查

1.常用软化方法

（1）淋法（喷淋法）

淋法是用清水喷淋或浇淋药材的方法，又称喷淋法。

本法适用于气味芳香、质地疏松的全草类、叶类、果皮类和有效成分易随水流失的药材，如益母草、荆芥、薄荷、佩兰、香薷、青蒿、枇杷叶、陈皮、荷叶、甘草等。

（2）洗法（抢水洗）

洗法是用清水快速洗涤药物的方法，又称抢水洗。

本法适用于质地松软、水分易渗入且有效成分易溶于水的药材和芳香性药材，如五加皮、瓜蒌皮、桑白皮、白鲜皮、合欢皮、紫菀等。

（3）泡法

泡法是将药材用清水浸泡一定时间，使其吸入适量水分，便于软化、切制药材的方法。

本法适用于质地坚硬、水分难以渗入且成分较难溶出的药材，如大黄、白术、山药、天花粉、木香、乌药等。

（4）漂法

漂法是将药材用多量的水，多次换水漂洗的方法。

本法适用于含有毒成分、盐分及腥臭异味的药材，如川乌、天南星、半夏、昆布、紫河车等。

（5）润法

润法是将泡、洗、淋过的药材，置适当容器中密闭，或堆积于润药台上，以湿物遮盖，或继续喷洒适量清水，保持湿润状态，使药材外部的水分徐徐渗透到药材组织内部，达到内外湿度一致，便于切制的方法。

本法适用于质地较坚硬的药材，如川芎、白芍、木香、郁金等。

2. 药材软化程度的检查方法

（1）手捏法

适用于不规则的根或根茎类药材，如当归、独活、白芷等。

检查方法：颗粒状药材以手抓握，捏之感觉不顶手、有弹性、无水响为符合要求。

（2）弯曲法

适用于长条状药材，如山药、白芍、木香、木通等。

检查方法：长条状药材握于手中，以药材略弯曲、有弹性、回复性好、不易折断为合格。

（3）穿刺法

适用于粗大块状药材，如何首乌、大黄、虎杖等。

检查方法：用铁钎刺入药材，以铁钎能刺穿药材而无硬心感，感觉阻力比较均匀为宜。

（4）指掐法

适用于团块状药材，如白术、白芷、泽泻、天花粉等。

检查方法：用指甲掐入药材表面，以指甲痕迹狭小为佳。

（二）药材切制

目前在实际生产中，大批量生产多采用机械切制，小批量加工或特殊需求者多使用手工操作，切制工具有所不同，实际生产中常根据需要进行选择。

1. 手工切制法

（1）手工切制工具

切药刀（铡刀）和雷公刨（药刨）是把药材切刨成饮片的主要工具。

①切药刀（铡刀）：主要由刀片及刀床两部分组成，适用于切制根及根茎、藤木、果实、全草等类药材，包括各种规格的片、丝、块、段。现多用于手工操作切制比较美观、商品价值较高的饮片。见图2-1。

②雷公刨（药刨）：结构类似于木工刨刀，适用于刨制长、斜、直、圆各形薄片或厚片，刨片片形均匀美观，片张可大可小、可厚可薄，工作效率较高。见图2-2。

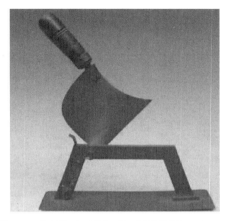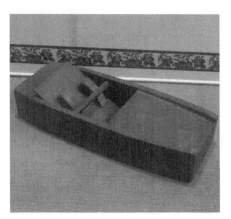

图2-1　切药刀（铡刀）（见彩图2-1）　　　图2-2　雷公刨（药刨）（见彩图2-2）

（2）切制操作方法

①坐姿：切药时条凳靠刀案左侧放，条凳左前脚稍入刀案内一点，侧身而坐，双脚弓步放药案脚架上，挺胸直腰而坐。不可随意改变坐姿。

②握刀：右手握刀把上端，大拇指竖起，四指平握，右肘及上臂内收进行切制，刀面与刀床随意靠紧，均匀用力（不能用力左右横拉），重拉轻托以刀切药。

（3）刨制操作方法

圆斗加压刨法为雷公炮的正宗刨法，适用于根、茎、果实、种子类药材刨成小圆片，具有速度快、效率高、片形均匀美观的特点。

将圆压力石套于木栓上，靠紧铁栓，双手举起，套于铁制固定圈内，暂置刨桶左角，将润制好的药材装入刨药斗内，加上斗盖，移动压木柱于斗盖上。双手虎口向内握紧药斗木把，均匀用力来回推拉刨药。刨面润滑方法视药材的不同性质，抹以食用油或水。

2. 机器切制

将经过软化的药材放入多功能切药机中，根据各药材适宜的片形、厚度进行调节和固定刀口的位置，启动机器，即可进行切片。

（三）饮片干燥

1. 自然干燥

将切制好的饮片，置于竹匾或其他晾干容器内阴干、风干或晒干，并定时翻动，以达到充分干燥的目的。

2. 人工干燥

实验室多使用电子恒温干燥箱设备，一般设定温度不超过 80℃（含挥发性成分的饮片不超过 50℃），将切制好的饮片用适宜容器盛装，放入干燥箱中，并定时翻动至全部干燥时，取出摊凉。干燥后的饮片含水量以控制在 7% ~ 13% 为宜。

药材切制和饮片干燥实训任务表见表 2-1。

表 2-1　药材切制和饮片干燥实训任务表

项目	药物名称	切制工艺	药物领用量	净制合格率	备注
手工切制	桔梗 党参 陈皮 益母草 干姜				
机器切制	川芎 山药 荷叶 荆芥				
饮片干燥	自然干燥 人工干燥				
参观见习	到饮片加工厂、药厂等单位参观、见习； 学会多功能中药切片机、电子恒温干燥箱的工作原理及操作方法				

五、综合评定（表 2-2）

表 2-2　药材切制和饮片干燥实训综合评定表

评定内容	技能项目	技能要求	分值	实得分
准备	工作服、精神状态	工作服穿着整齐 衣帽清洁 双手清洁 指甲合格 有良好的精神状态	5	
	用具准备	取用适合的用具 摆放整齐、有序	5	
	药材准备	已软化适宜的药材分类备用 理顺"把货、钳夹、个货"，操作熟练	5	

评定内容	技能项目	技能要求	分值	实得分
操作	手工切制	切制手法正确，操作熟练 注意安全，杜绝事故 切制的饮片厚度一致，符合要求	20	
	机器切制	熟悉多功能中药切片机的性能 依据操作规范进行熟练操作 切制的饮片符合要求 总异形片不得超过15%	20	
	饮片干燥	根据饮片性质选择干燥方法 根据饮片性质选择干燥温度 会使用电子恒温干燥箱干燥饮片	20	
结果	成品	成品合格率	15	
	废弃物	废弃物处理、卫生清理	5	
	用具	用具清洁、整理	5	
总分			100	

六、注意事项

1. 在用洗法、泡法软化药材时，要防止药材"伤水"（吸水过多）或"下色"（所含成分进入水中，改变颜色）。

2. 少泡多润。润药时间应该根据药材质地和季节温度而定，夏季因温度较高时间宜短，以防药材霉变。

3. 手工切制要注意掌握压板向前移动速度，放刀要平衡。

4. 机器切制要注意随时检查机器，按章操作，杜绝事故。

课后习题

1. 下列药材应切制的饮片类型是什么？

A. 羚羊角　B. 桔梗　　C. 党参　　　D. 陈皮　　　E. 益母草　　F. 干姜

G. 川芎　　H. 山药　　I. 荷叶　　　J. 荆芥　　　K. 阿胶

（1）切制成极薄片的有_____，规格是_____mm 以下。

（2）切制成薄片的有_____，规格是_____mm。

（3）切制成厚片的有_____，规格是_____mm。

（4）切制成丝的有_____，细丝的是_____，规格是_____mm；宽丝的是_____，规格是_____mm。

（5）切制成段的有_____。

（6）切制成块的有_____。

2. 饮片切制的目的是什么？

实训三 清炒法

一、实训目的

1. 掌握各种清炒法的操作工艺和技术要领。
2. 掌握实训药物的炮制标准以及标准判断方法。
3. 学会中药炒药机的使用和清洁保养。

二、器具、设备

1. 器具：电磁炉、炒药锅、铲子、刷子、电子秤、搪瓷盘、喷壶。
2. 设备：中药炒药机。

三、实训药物

1. 炒黄代表药物：王不留行、莱菔子、决明子、苍耳子。
2. 炒焦代表药物：山楂、栀子。
3. 炒炭代表药物：槐花、蒲黄、干姜。

四、实训操作

炒法是"雷公炮炙十七法"之一，属火制范围。在中药炮制中炒法运用最广，是中药炮制的基本操作方法。炒法根据是否加入辅料又可分为清炒法和加辅料炒法。

清炒法系将净制或切制的药材大小分档，置热锅内加热净炒的炮制方法。清炒法可分为炒黄、炒焦、炒炭等。

各种炒法的要求不同，火力、火候成为操作中的关键因素，只有充分地把握好炮制的火力、火候，才能得到合格的炮制品。火力是指火的大小（强弱）或温度的高低，可分为文火、中火和武火。一般炒黄多用文火，炒焦多用中火，炒炭多用武火。火候是指炮制的时间和程度。

清炒法的主要目的有：

（1）增强疗效；

（2）降低或消除毒副作用；

（3）缓和药性或改变药性；

（4）易于粉碎和煎出有效成分；

（5）便于净制、利于贮存、矫臭矫味。

清炒法的操作工艺流程见图 3-1。

（一）炒黄

1. 准备

（1）将待炮制的药物筛去碎屑、杂质，备用；

（2）药物按大小、粗细分档备用；

（3）检查炒锅、铲子和搪瓷盘是否洁净，必要时进行清洁；

（4）将炒锅放置在电磁炉上；

（5）打开电磁炉开关，设定好温度，用文火将炒锅预热至一定程度后投药。

2. 实训操作

（1）将药物大小分档；

（2）调节火力（一般用文火）；

（3）将适量的药物（一般药量不超过锅高度的 2/3）投入预热好的炒锅内加热翻炒，翻炒时要亮锅底；

（4）炒至药物发出的爆裂声由急剧变得稀疏，并有固有气味溢出，表面呈黄色或色泽加深，产生裂隙时迅速出锅；

（5）将炮制好的药物盛放在洁净的容器内；

（6）清洗炒锅和铲子。

3. 注意事项

关于炒黄火候的判断方法主要包括对比看、听爆声、看断面、闻香气四个方面。

（1）对比看：与生品比较形状与颜色，一般色稍加深；

（2）听爆声：子仁类药物多有爆裂声；

（3）看断面：多呈淡黄色；

（4）闻香气：一般有种子类药物固有香气溢出。

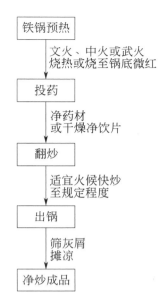

图 3-1　清炒法操作工艺流程

<　 **王不留行** 　>

【来源】本品为石竹科植物麦蓝菜的干燥成熟种子。

【炮制方法】

1.王不留行：取原药材，去杂质，洗净，干燥（图3-2）。

2.炒王不留行：调节火力至中火，将适量的净王不留行投入到已预热好的炒锅内加热翻炒，当80%以上的王不留行爆开白花，取出，放凉（图3-3）。

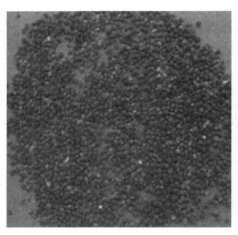

图3-2　王不留行生品（见彩图3-2）　　图3-3　王不留行炒品（见彩图3-3）

【炮制作用】

1.王不留行：长于消痈肿，疗乳痈。

2.炒王不留行：质地松泡，易于煎出有效成分，且走散力强，长于活血通经、下乳、通淋。多用于产后乳汁不下、闭经、痛经、石淋等症。

【注意事项】

1.温度不可过高或过低，应先投试。

2.翻炒先慢而均匀，然后逐渐加快。

3.每次投药量不可过大。

4.爆花率大于80%。

【成品性状】本品炒后种皮炸裂，80%以上爆成白花，质松脆。

＜　莱菔子　＞

【来源】本品为十字花科植物萝卜的干燥成熟种子。

【炮制方法】

1.莱菔子：取原药材，去杂质，洗净，干燥。用时捣碎（图3-4）。

2.炒莱菔子：取净莱菔子，文火炒至微鼓起，爆鸣声减弱，手捻易碎，断面浅黄色，有香气逸出，取出放凉。用时捣碎（图3-5）。

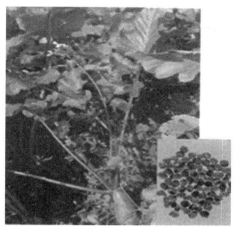
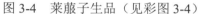

图 3-4　莱菔子生品（见彩图 3-4）

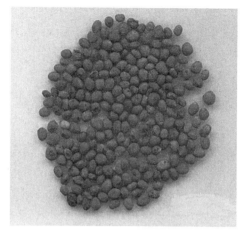

图 3-5　莱菔子炒品（见彩图 3-5）

【炮制作用】

1.莱菔子：能升能散，长于涌吐风痰。

2.炒莱菔子：变升为降，长于消食除胀、降气化痰。多用于食积腹胀、气逆咳嗽。

本品经过炮制：

（1）改变药性，是"生升熟降"的典型代表；

（2）消除了恶心等副作用；

（3）利于粉碎和成分煎出。

【成品性状】本品表面微鼓起，色泽加深，质酥脆，气微香，味微苦辛。

‹ 决明子 ›

【来源】本品为豆科植物决明子或小决明的干燥成熟种子。

【炮制方法】

1.决明子：取原药材，去杂质，洗净，干燥。用时捣碎（图 3-6）。

2.炒决明子：取净决明子，文火炒至颜色加深，断面浅黄色，爆鸣声减弱并逸出香气时，取出（图 3-7）。

【炮制作用】

1.决明子：清肝热，润肠通便。用于目赤肿痛，肠燥便秘。

2.炒决明子：平肝养目。缓和寒滑之性，利于粉碎和成分煎出。现代用水煎代茶饮，可治疗高血压引起的头痛、头晕。

【成品性状】本品表面颜色加深，质较松软，有香气。

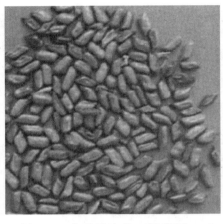 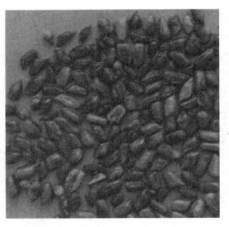

图 3-6　决明子生品（见彩图 3-6）　　图 3-7　决明子炒品（见彩图 3-7）

苍耳子

【来源】本品为菊科植物苍耳的干燥成熟带总苞的果实。

【炮制方法】

1. 苍耳子：取原药材，去杂质，洗净，干燥。用时捣碎（图 3-8）。

2. 炒苍耳子：取净苍耳子，中火炒至表面黄褐色，刺焦时，取出晾凉，碾去刺，筛净。用时捣碎（图 3-9）。

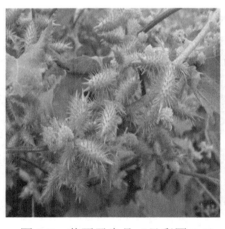 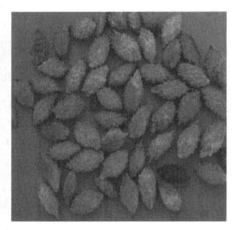

图 3-8　苍耳子生品（见彩图 3-8）　　图 3-9　苍耳子炒品（见彩图 3-9）

【炮制作用】

1. 苍耳子：长于通鼻窍，祛风止痛。多用于风邪上犯，鼻渊头痛。为治鼻渊之良药。

2. 炒苍耳子：降低毒性，利于去刺和成分煎出。

【成品性状】本品表面黄褐色，碾去刺。

（二）炒焦

1. 准备

（1）将待炮制的药物筛去碎屑、杂质，备用；

（2）药物按大小、粗细分档备用；

（3）检查炒锅、铲子和搪瓷盘是否洁净，必要时进行清洁；

（4）将炒锅放置在电磁炉上；

（5）打开电磁炉开关，设定好温度，用中火将炒锅预热至一定程度后投药。

2. 实训操作

（1）将药物大小分档；

（2）调节火力（一般用中火）；

（3）将适量的药物（一般药量不超过锅高度的2/3）投入预热好的炒锅内加热翻炒，翻炒时要亮锅底；

（4）炒至药物由固有气味变为焦香气味，表面呈焦黄色或焦褐色，断面焦黄色时迅速出锅；

（5）将炮制好的药物盛放在洁净的容器内；

（6）清洗炒锅和铲子。

‹ 山 楂 ›

【来源】本品为蔷薇科植物山里红或山楂的干燥成熟果实。

【炮制方法】

1.山楂：取原药材，除去杂质及脱落的核、果柄，筛去碎屑（图3-10）。

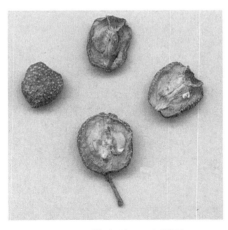 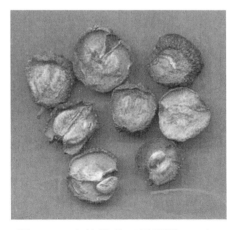

图3-10　山楂生品（见彩图3-10）　　图3-11　山楂炒品（见彩图3-11）

2.炒山楂：取净山楂至炒制容器中，用文火加热，炒至颜色加深，透出酸味时，取出晾凉，筛去碎屑（图3-11）。

3.焦山楂：取净山楂至炒制容器中，用中火加热，不断翻炒至表面焦褐色、内部焦黄色、有焦香气逸出时，取出放凉，筛去碎屑（图3-12）。

4.山楂炭：取净山楂至炒制容器中，用武火加热，炒至表面焦黑色、内部焦褐色，取出晾凉，筛去碎屑（图3-13）。

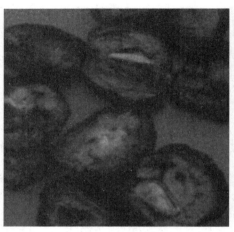 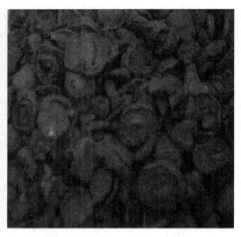

图3-12　山楂炒焦品（见彩图3-12）　　图3-13　山楂炒炭品（见彩图3-13）

【炮制作用】

1.山楂：长于活血化瘀，常用于血瘀经闭、产后瘀阻、心腹刺痛、疝气疼痛，以及高脂血症、高血压病、冠心病。

2.炒山楂：酸味减弱，可缓和对胃的刺激性，善于消食化积。用于脾虚食滞，食欲不振，神倦乏力。

3.焦山楂：不仅酸味减弱，且增加苦味，长于消食止泻。用于食积兼脾虚和痢疾。

4.山楂炭：其性收涩，具有止血、止泻的功效。可用于胃肠出血或脾虚腹泻兼食滞者。

【成品性状】

1.炒山楂：本品表面呈黄褐色，略带焦斑。

2.焦山楂：本品表面呈焦褐色，具焦斑，内部焦黄色。具焦香气，酸味减弱。

3.山楂炭：本品表面呈焦黑色，具焦斑，内部焦褐色，味涩。

‹ 栀 子 ›

【来源】 本品为茜草科植物栀子的干燥成熟果实。

【炮制方法】

1.栀子：取原药材，除去杂质，碾碎（图3-14）。

2.焦栀子：取碎栀子，置热锅内，用中火炒至焦黄色，具焦香气，取出放凉（图3-15）。

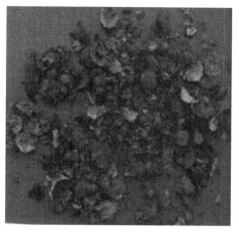 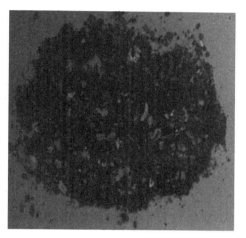

图3-14　栀子生品（见彩图3-14）　　　图3-15　栀子炒焦品（见彩图3-15）

【炮制作用】

1.栀子：苦寒之性甚强，长于泻火利湿，凉血解毒。但易伤中气，且对胃有刺激性，脾胃较弱者服后易吐。常用于温病高热，湿热黄疸，湿热淋症等。

2.焦栀子：清热除烦，缓和苦寒之性。常用于热郁心烦，肝热目赤。脾胃虚弱者适之。

【成品性状】本品表面呈焦褐色或焦黑色，气微，味微酸而苦。

（三）炒炭

1.准备

（1）将待炮制的药物筛去碎屑、杂质，备用；

（2）药物按大小、粗细分档备用；

（3）检查炒锅、铲子和搪瓷盘是否洁净，必要时进行清洁；

（4）将炒锅放置在电磁炉上；

（5）打开电磁炉开关，设定好温度，用武火将炒锅预热至一定程度后投药。

2.实训操作

（1）将药物大小分档；

（2）调节火力（一般用武火）；

（3）将适量的药物（一般药量不超过锅高度的2/3）投入预热好的炒锅内加热翻炒，翻炒时要亮锅底，有火星时喷淋少许清水，熄灭火星；

（4）再将药物炒干，无焦香气味，表面呈焦黑色或焦褐色，断面褐黄色时迅速出锅；

（5）将炮制好的药物盛放在洁净的容器内；

（6）清洗炒锅和铲子。

3. 注意事项

（1）炒炭存性："炒炭存性"是中药炮制从古至今表征炭药质量的口头标准。炒炭必须存性，即使之外部炭化，内部保留其固有的药性，不可全部炭化乃至灰化，才可发挥止血止泻的作用。

（2）控制火力火候：一般情况下，对花粉、叶、花、全草类质地比较疏松的药材，应先文火后中火，宜控制在150℃左右；而对果实、根茎、皮类质地比较坚实的药材，应先中火后武火，宜控制在200℃左右，注意火候一定要先弱后强，以防止"外熟内生，内熟外灰"现象发生，确保成品内外都达到炮制品质量要求。

（3）注意安全：炒炭品应摊开晾凉，灭尽火星，防止复燃，隔日存放。

‹ 槐 花 ›

【来源】本品为豆科植物槐的干燥花及花蕾。前者习称"槐花"（图3-16），后者习称"槐米"（图3-17）。

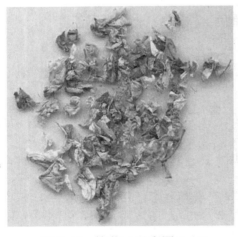
图3-16　槐花（见彩图3-16）

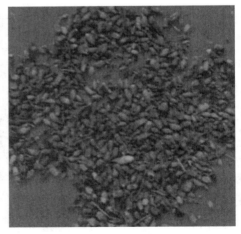
图3-17　槐米（见彩图3-17）

【炮制方法】

1. 槐花：取原药材，除去杂质及枝梗，筛去灰屑。

2. 炒槐花：取净槐花，置热锅内，用文火加热，不断翻炒至深黄色，取出放凉（图 3-18 ）。

3. 槐米炭：取净槐米，置热锅内，用中火加热，不断翻炒至黑褐色，发现火星可喷淋适量清水熄灭，炒干，取出放凉（图 3-19 ）。

【炮制作用】

1. 槐花：清肝泻火，清热凉血见长。多用于血热妄行，肝热目赤，头痛眩晕，疮毒肿痛。

2. 炒槐花：缓和苦寒之性，其清热凉血作用弱于生品，止血作用逊于槐米炭而强于生品槐花，故多用于脾胃虚弱的出血患者的治疗。

3. 槐米炭：清热凉血作用极弱，收涩之性增强，以止血力胜。用于咯血、衄血、便血、痔血、崩漏下血等多种出血证。

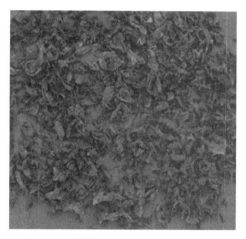 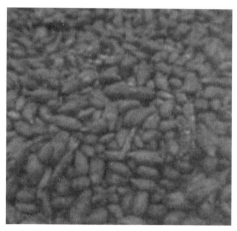

图 3-18　槐花炒品（见彩图 3-18）　　图 3-19　槐米炒炭品（见彩图 3-19）

【成品性状】

1. 炒槐花：本品表面呈深黄色，有香气。
2. 槐米炭：本品表面呈焦黑色，保留原药外形，存性。

‹ 蒲　黄 ›

【来源】本品为香蒲科植物水烛香蒲、东方香蒲或同属植物的干燥花粉。

【炮制方法】

1. 蒲黄：取原药材，揉碎结块，除去花丝及杂质（图 3-20 ）。

2. 蒲黄炭：将适量的净蒲黄投入到已预热好的炒锅内用中火加热翻炒，炒至表面棕褐色时，喷淋少许清水，灭尽火星，取出，放凉（图 3-21 ）。

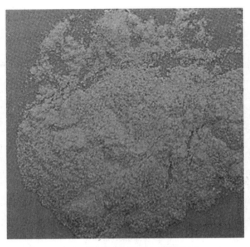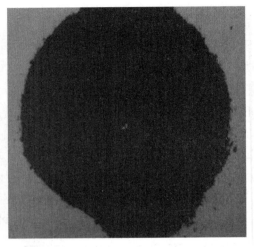

图 3-20　蒲黄生品（见彩图 3-20）　　　图 3-21　蒲黄炒炭品（见彩图 3-21）

【炮制作用】

1.蒲黄：性滑，以行血化瘀、利尿通淋力胜。多用于瘀血阻滞的心腹疼痛、痛经、产后瘀痛、跌扑损伤、血淋涩痛。

2.蒲黄炭：性涩，能增强止血作用。常用于咯血、吐血、衄血、尿血、便血、崩漏及外伤出血。

【成品性状】本品呈棕黑色至黑褐色，体软，手捻没有滑腻感，具有焦香气味。

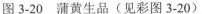

< 干 姜 >

【来源】本品为姜科植物的干燥根茎。

【炮制方法】

1.干姜：取原药材，除去杂质，略泡，洗净，润透，切厚片或块，干燥，筛去碎屑（图 3-22）。

2.干姜炭：将净干姜片投入预热好的炒锅内，用武火加热翻炒，炒至表面黑色、内部棕褐色，喷淋少许清水，灭尽火星，文火炒干，取出，放凉（图 3-23）。

【炮制作用】

1.干姜：辛热之品，温中散寒，回阳通脉，燥湿消痰，能守能走，性热而偏燥。常用于脘腹冷痛、呕吐泄泻、肢冷脉微、痰饮咳喘。

2.干姜炭：苦、涩，温。归脾、肝经。其辛味消失，守而不走，长于止血温经。可用于各种虚寒性出血，且出血较急、出血量较多者。

【成品性状】本品表面呈黑色，内部棕褐色。

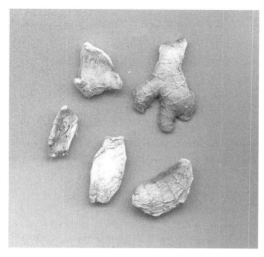

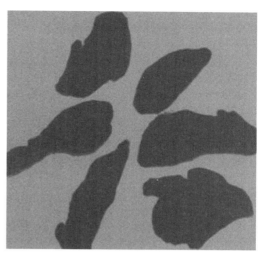

图 3-22　干姜生品（见彩图 3-22）　　　　图 3-23　干姜炒炭品（见彩图 3-23）

五、综合评定

（一）设备操作评定（表 3-1）

表 3-1　炒药设备操作实训综合评定表

评定内容	技能项目	技能要求	分值	实得分
准备	工作服、精神状态	工作服穿着整齐 衣帽清洁 双手清洁 指甲合格 有良好的精神状态	10	
整理	用具准备	取用适合的用具 摆放整齐、有序	10	
操作	中药炒药机使用	依据操作规范进行操作，如有发现违规操作扣分	30	
维护	中药炒药机维护	对设备、零件进行清理	30	
安全	中药炒药机安全操作	安全使用	20	
总分			100	

（二）评定结果（表 3-2）

表 3-2　清炒实训综合评定表

评定内容	技能项目	技能要求	分值	实得分
准备	工作服、精神状态	工作服穿着整齐 衣帽清洁 双手清洁 指甲合格 有良好的精神状态	5	
	药材净制、分档	能采用正确方法净制 分档合理	10	
	用具准备	取用适合的用具 摆放整齐、有序	10	
操作	炒黄	预热适当、操作熟练、火力控制适当	15	
	炒焦	翻炒适当、操作熟练、标准控制适当	15	
	炒炭	预热适当、操作熟练、翻炒方法得当	15	
结果	成品	成品合格率	20	
	废弃物	废弃物处理、卫生清理	5	
	用具	用具清洁、整理	5	
总分			100	

六、注意事项

1. 依据各法炮制程度及各药特点控制适宜的温度、时间，并注意药材外观变化。

2. 药物炒制前必须大小分档，分次炒制，以免受热程度不均而造成生熟不均。

3. 炒药前应先将容器预热至一定程度，不宜冷锅下药，以免种子类药物炒成"僵子"或某些药物粘锅。

4. 炒制时应选择适当火力，并掌握好药物受热程度标准要求，以免炒黄的药物焦化，炒焦的药物炭化，炒炭的药物灰化。

5. 翻炒要均匀，翻动要有规律，使药物受热均匀。出锅要迅速，应摊开冷却。

课后习题

1. 单项选择题

（1）宜用中火炒黄的是（　　　）。

A. 牵牛子　　　　　　B. 芥子　　　　　　C. 槟榔　　　　D. 苍耳子

（2）炒王不留行的关键是（　　　）。

A. 拌炒速度　　　　　B. 出锅速度　　　C. 锅温　　　　D. 时间

（3）欲清热除烦时，脾胃较虚弱者可选用（　　　）。

A. 栀子　　　　　　　B. 炒栀子　　　　C. 焦栀子　　　D. 栀子炭

（4）具有止血作用的是（　　　）。

A. 山楂　　　　　　　B. 荆芥　　　　　C. 地榆炭　　　D. 栀子

2. 配伍选择题

A. 王不留行　　　　　B. 莱菔子　　　　C. 决明子　　　D. 苍耳子

（1）用文火炒制的药物有（　　　）。

（2）用中火炒制的药物有（　　　）。

（3）炒爆花的药物是（　　　）。

（4）炒去刺的药物是（　　　）。

（5）经过炒制改变药性的药物是（　　　）。

（6）经过炒制缓和药性的药物是（　　　）。

（7）经过炒制降低毒性的药物是（　　　）。

3. 多项选择题

（1）山楂的常用炮制方法有（　　　）。

A. 炒黄　　　　　　　B. 炒焦　　　　　C. 炒炭　　　　D. 土炒

（2）不宜用武火炒炭的药物有（　　　）。

A. 槐米炭　　　　　　B. 荆芥炭　　　　C. 蒲黄炭　　　D. 干姜炭

4. 填空题

（1）清炒法分为＿＿＿＿＿＿＿、＿＿＿＿＿＿＿和＿＿＿＿＿＿＿三种。

（2）中药炮制的火力包括＿＿＿＿＿＿＿、＿＿＿＿＿＿＿和＿＿＿＿＿＿＿。

（3）炒黄火候的判断方法主要包括＿＿＿＿＿＿＿、＿＿＿＿＿＿＿、＿＿＿＿＿＿＿和
＿＿＿＿＿＿＿四个方面。

5. 简答题

（1）清炒法的目的是什么？

（2）什么是"炒炭存性"？

（3）炒黄、炒焦和炒炭常用的代表药物有哪些？

实训四　加固体辅料炒法

一、实训目的

1. 掌握加固体辅料炒的操作方法和技术要领。
2. 掌握实训药物的炮制标准以及成品性状。
3. 了解加固体辅料炒的目的和意义。

二、辅料、器具

1. 辅料：麦麸、稻米、灶心土、河砂、滑石粉、蛤粉。
2. 器具：电磁炉、炒药锅、铲子、刷子、电子秤、搪瓷盘、药筛、喷壶。

三、实训药物

1. 麸炒代表药物：苍术、枳壳、僵蚕。
2. 米炒代表药物：党参、斑蝥。
3. 土炒代表药物：山药、白术。
4. 砂炒代表药物：马钱子、鸡内金。
5. 滑石粉炒代表药物：水蛭。
6. 蛤粉炒代表药物：阿胶。

四、实训操作

根据医疗用药要求，结合药物性质与炒制时加辅料与否，炒法可分为清炒法和加固体辅料炒法。

将净药材与辅料共同拌炒的方法称为加固体辅料炒法。根据辅料的不同，加固体辅料炒可以分为麸炒、米炒、土炒、砂炒、滑石粉炒、蛤粉炒等。

加固体辅料炒法的主要目的有：

（1）增强疗效；

（2）降低毒性；

（3）缓和药性；

（4）便于粉碎；

（5）矫臭矫味。

加固体辅料炒法的操作工艺流程见图 4-1。

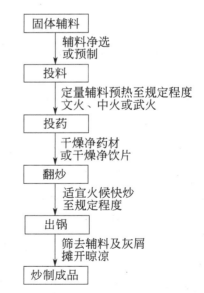

图 4-1　加固体辅料炒法操作工艺流程

（一）准备

（1）将待炮制的药物筛去碎屑、杂质备用；

（2）药物按大小、粗细分档备用；

（3）依炮制药物的重量按比例称取所用辅料（麦麸用量为药物量的10%，大米用量为药物量的20%，土的用量为药物量的20%～30%，滑石粉用量为药物量的40%～50%，蛤粉用量为药物量的30%～50%，砂的用量为能埋没药物）；

（4）检查炒锅、铲子和搪瓷盘是否洁净，必要时进行清洁；

（5）将炒锅放置在电磁炉上；

（6）打开电磁炉开关，设定好温度，用武火将炒锅预热至一定程度后投辅料加热，待辅料加热达到要求后，投入药物拌炒。

（二）麸炒

1.操作工艺

（1）将适量麦麸投入到已预热好（投入麦麸即有大量的浓烟）的炒锅内；

（2）迅速将分档后的适量药物投入预热好的麦麸中用中火快速翻炒，翻炒时要亮锅底；

（3）炒至麦麸呈焦褐色，药物呈黄色或深黄色，并有香气溢出时迅速出锅；

（4）筛去麦麸至规定的容器内；

（5）将炮制好的药物盛放在洁净的容器内；

（6）清洗炒锅和铲子。

2.注意事项

（1）辅料用量要适当，麦麸量少则烟气不足，达不到熏炒要求，麦麸量多则造成浪费。

（2）注意火力适当，麸炒一般用中火，并要求火力均匀。

（3）锅要预热好，可先取少量麦麸投锅预试，以"麸下烟起"为度。

（4）麦麸要均匀撒布在热锅中，待冒烟后投入药物。

（5）药物要求干燥，以免药物黏附焦化麦麸。

（6）出锅要迅速，以免造成炮制品发黑、火斑过重等现象。

＜ 苍 术 ＞

【来源】本品为菊科植物茅苍术或北苍术的干燥根茎。

【炮制方法】

1.苍术：取原药材，除去杂质，用水浸泡，洗净，润透，切厚片，干燥，筛去碎屑（图4-2）。

2. 麸炒苍术：用中火将锅烧红，倒入定量麦麸，翻炒至冒青烟时，倒入净苍术片，不断翻炒，炒至药物转微黄或黄色时，出锅，筛去麦麸，放凉（图4-3）。

每100kg苍术，用麦麸10kg。

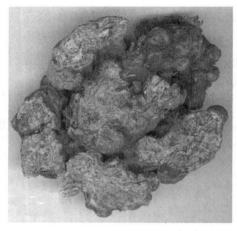 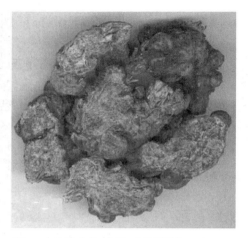

图4-2　苍术生品（见彩图4-2）　　图4-3　苍术麸炒品（见彩图4-3）

【炮制作用】

1. 苍术：温燥而辛烈，燥湿、祛风、散寒之力强，而且能走表祛风湿，用于风湿痹痛、感冒夹湿、湿温发热、腰膝疼痛。

2. 麸炒苍术：缓和燥性，气变芳香，增强健脾燥湿作用。用于脾胃不和、痰饮停滞、青盲雀目。

【成品性状】本品表面微黄色或黄色，有香气。

＜ 枳 壳 ＞

【来源】本品为芸香科植物酸橙及其栽培变种的干燥未成熟果实。

【炮制方法】

1. 枳壳：取原药材，除去杂质，洗净，捞出闷润，去瓤，切薄片，干燥，筛去脱落的瓤核（图4-4）。

2. 麸炒枳壳：先将锅烧热，均匀撒入定量麦麸，用中火加热，待烟起投入净枳壳片，不断翻动，炒至淡黄色时取出，筛去麦麸，放凉（图4-5）。

每100kg枳壳，用麦麸10kg。

【炮制作用】

1. 枳壳：作用较强，可行气宽中除胀。用于胁肋胀痛。如治肝气郁结、胸膜痞胀疼痛。

2. 麸炒枳壳：缓和药性，增强健胃消胀的作用。用于宿食停滞，呕逆嗳气。

因其作用缓和，同时宜用于年老体弱而气滞者。

【成品性状】本品表面颜色较深，偶有焦斑，气焦香。

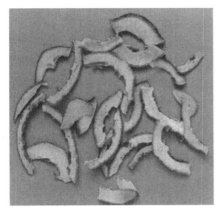 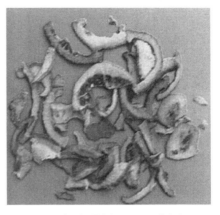

图 4-4　枳壳生品（见彩图 4-4）　　　　图 4-5　枳壳麸炒品（见彩图 4-5）

<　**僵　蚕**　>

【来源】本品为蚕蛾科昆虫家蚕的幼虫在未吐丝前，因感染白僵菌而发病致死的干燥体。

【炮制方法】

1. 僵蚕：取原药材，筛去杂质及残丝，洗净，晒干（图 4-6）。

2. 麸炒僵蚕：先用中火将锅加热，均匀撒入定量麦麸，待起烟时加入净僵蚕，急速翻炒至表面呈黄色时出锅，筛去麦麸，放凉（图 4-7）。

每 100kg 僵蚕，用麦麸 10kg。

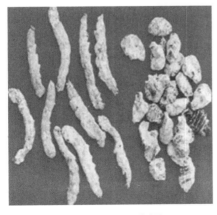 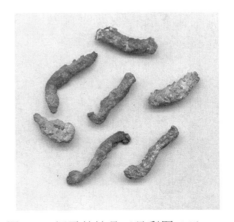

图 4-6　僵蚕生品（见彩图 4-6）　　图 4-7　僵蚕麸炒品（见彩图 4-7）

【炮制作用】

1. 僵蚕：辛散之力较强，药力较猛。用于惊痫抽搐、肝风头痛等症。

2. 麸炒僵蚕：缓和疏风解表作用，矫味。本品长于化痰散结。用于瘰疬痰核、中风失音等症。

【成品性状】本品表面呈黄色，质硬、脆，腥气减弱。

（三）米炒

1. 操作工艺

（1）将适量大米投入到已预热好（投入大米即有少量的烟雾）的炒锅内；

（2）迅速将分档后的适量药物投入预热好的大米中用中火快速翻炒，翻炒时要亮锅底；

（3）炒至大米呈黄色，药物呈深黄色或色泽加深，并有香气溢出时迅速出锅；

（4）筛去大米至规定的容器内；

（5）将炮制好的药物盛放在洁净的容器内；

（6）清洗炒锅和铲子。

2. 注意事项

（1）有些地方用湿米法炒制，先将锅烧热，撒上定量的浸湿的米，使其平贴锅底，用中火加热炒至起烟并成锅巴时投入药物，轻轻翻动锅巴上的药物至所需程度，取出，筛去米，放凉。

（2）炒制植物类药物时，观察药物色泽变化，控制火力，炒至色泽加深质脆为度。

（3）炒制昆虫类药物时，由于昆虫色泽较深不易观察，一般以米的色泽变化观察火候，炒至米呈焦黄或焦褐色为度。

（4）炒制斑蝥时，操作人员应戴眼镜、口罩，以保护眼、鼻黏膜免受其损伤。操作完毕，用冷水清洗裸露部分，不宜用热水洗。炒制后的焦米要及时妥善处理，以免发生中毒事件。

< 党 参 >

【来源】本品为桔梗科植物党参及同属多种植物的根。

【炮制方法】

1. 党参：取原药材，除去杂质，洗净，润透，切厚片，干燥（图4-8）。

2. 米炒党参：将大米置热锅内，用中火加热，至大米冒烟时，倒入净党参片，翻炒至大米呈焦褐色、党参呈老黄色时，取出，筛去米，放凉（图4-9）。

每100kg党参，用米20kg。

【炮制作用】

1.党参：味甘，性平。补中益气，健脾益肺。生品长于益气生津。用于气阴两伤或气血两亏。

2.米炒党参：气味焦香，增强健脾和胃、健脾止泻的作用。用于脾胃虚弱、食少、泄泻、脱肛等症。

【成品性状】本品表面呈老黄色，微有褐色焦斑，具香气。

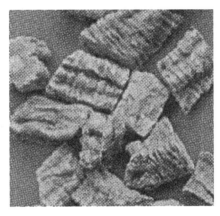 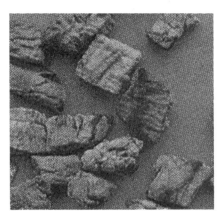

图4-8　党参生品（见彩图4-8）　　　　图4-9　党参米炒品（见彩图4-9）

＜ 斑　蝥 ＞

【来源】本品为芫菁科昆虫南方大斑蝥或黄黑小斑蝥的干燥体。

【炮制方法】

1.斑蝥：取原药材，除去头、足、翅及杂质（图4-10）。

2.米炒斑蝥：将分档后的适量斑蝥投入已预热好的大米中，用中火快速翻炒，炒至米呈黄褐色、斑蝥挂火色时，取出，筛去米，放凉（图4-11）。

每100kg斑蝥，用米20kg。

【炮制作用】

1.斑蝥：辛热之品，多外用，毒性较大，以攻毒蚀疮为主。用于瘰疬瘘疮、痈疽肿毒、顽癣瘙痒等症。

2.米炒斑蝥：降低毒性，矫正气味。可内服。以通经、破瘕散结为主。用于经闭、癥瘕、狂犬咬伤、瘰疬，或肝癌、胃癌等消化道癌症。

【成品性状】本品炒后色泽加深，虫体上微挂火色，质脆，臭气轻微。

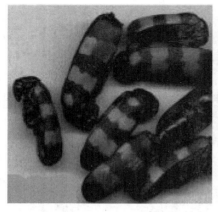 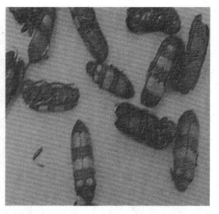

图 4-10　斑蝥生品（见彩图 4-10）　　　图 4-11　斑蝥米炒品（见彩图 4-11）

（四）土炒

1. 操作工艺

（1）将适量灶心土投入到炒锅内用中火加热至灵活状态（即滑利状态）；

（2）迅速将分档后的适量药物投入已预热好的土粉中快速翻炒，翻炒时要亮锅底；

（3）炒至药物表面挂有均匀的土粉，色泽加深时迅速出锅；

（4）筛去土粉至规定的容器内；

（5）将炮制好的药物盛放在洁净的容器内；

（6）清洗炒锅和铲子。

2. 注意事项

（1）灶心土在使用前需碾细过筛，土块过大则传热不均匀。

（2）灶心土呈灵活状态时投入药物后，要适当调节火力，土温过高，药物易烫焦；土温过低，药物内部水分及汁液渗出较少，粘不住灶心土。

（3）用土炒制同种药物时，灶心土可连续使用，若土色变深时，应及时更换新土。

＜　山　药　＞

【来源】本品为薯蓣科植物薯蓣的干燥根茎。

【炮制方法】

1. 山药：取原药材，除去杂质，分档，洗净，润透，切厚片，干燥。筛去碎屑（图 4-12）。

2. 土炒山药：先将土粉置于热锅内，用中火加热，至土粉呈轻松灵活状态时，倒入净山药片，不断翻炒，至山药挂土色，并透出山药固有香气时，取出。筛去土，放凉（图4-13）。

每100kg山药，用灶心土30kg。

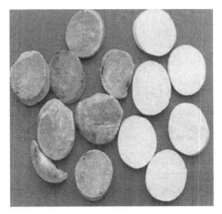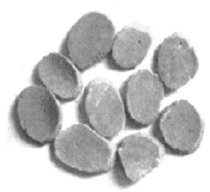

图4-12　山药生品（见彩图4-12）　　图4-13　山药土炒品（见彩图4-13）

【炮制作用】

1. 山药：以补肾生精，益肺肾之阴为主。用于肾虚遗精、尿频、肺虚喘咳、阴虚消渴。

2. 土炒山药：补脾止泻为主，用于脾虚久泻或大便泄泻。

【成品性状】本品表面轻挂薄土，呈土黄色，无焦黑斑和焦苦味，具土香气。

⟨ 白　术 ⟩

【来源】本品为菊科植物白术的干燥根茎。

【炮制方法】

1. 白术：取原药材，除去杂质，用水润透切厚片、干燥。筛去碎屑（图4-14）。

2. 土炒白术：将分档后的适量白术投入到已预热好的土粉中，用中火快速翻炒，炒至白术色泽加深，并均匀挂土粉时，取出，筛去土粉，放凉（图4-15）。

每100kg白术，用灶心土20kg。

【炮制作用】

1. 白术：以健脾燥湿，利水消肿为主。用于痰饮、水肿、风湿痹痛。

2. 土炒白术：补脾止泻为主，用于脾虚食少、泄泻便溏、胎动不安。

【成品性状】本品表面杏黄土色，挂有土粉，具土香气。

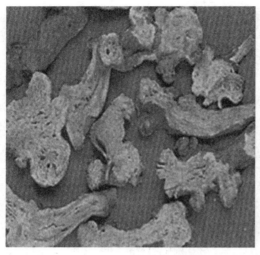
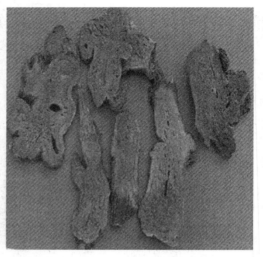

图 4-14　白术生品（见彩图 4-14）　　　　图 4-15　白术土炒品（见彩图 4-15）

（五）砂炒

1. 操作工艺

（1）将适量的河砂投入到炒锅内用武火加热至灵活状态（即滑利状态）；

（2）迅速将分档后的适量药物投入已预热好的河砂中快速翻炒，翻炒时要亮锅底；

（3）炒至药物质地酥脆或膨胀鼓起，色泽加深时迅速出锅；

（4）筛去河砂至规定的容器内；

（5）将炮制好的药物盛放在洁净的容器内；

（6）清洗炒锅和铲子。

2. 注意事项

（1）砂量应适当，以能掩盖所加药物为度。

（2）注意控制砂温，温度过高时可通过添加冷砂或减小火力等进行调节。

（3）砂炒时一般用中火或武火，温度较高，操作时翻动要勤，且不断用砂掩埋药物，药物出锅要快，并立即将砂筛去。

（4）有需用醋或酒浸淬的药物，砂炒后应趁热浸淬、干燥。

（5）河砂可反复使用，炒过毒性药物的河砂不可再炒其他药物。

❮ 马钱子 ❯

【来源】本品为马钱子科植物马钱的干燥成熟种子。

【炮制方法】

1.马钱子：取原药材，除去杂质，筛去灰屑（图4-16）。

2.砂炒马钱子：将适量的净马钱子投入到已预热好的河砂中，先用文火翻炒至有爆裂声（相当于炒黄程度），再改用中火炒至马钱子外表棕褐色、鼓起、毛茸焦化时，随机取一粒马钱子直立，用重物敲击，一敲即裂为两瓣，可见内部棕色并有鼓起的小泡时，取出，筛去砂，放凉（图4-17）。

砂的用量以能掩盖所加药物为度。

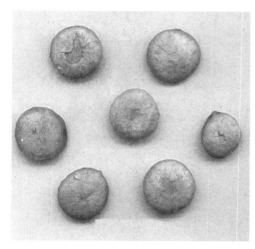 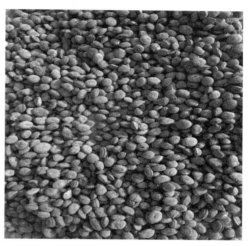

图4-16　马钱子生品（见彩图4-16）　　　图4-17　马钱子砂炒品（见彩图4-17）

【炮制作用】

1.马钱子：通络止痛，散瘀消肿。用于局部肿痛或痈疽初起。因毒性大，仅供外用。

2.砂炒马钱子：减毒，质酥，可供内服，常用于丸散剂。多用于风湿痹痛、跌打损伤、骨折瘀痛、痈疽、痰核等。

【成品性状】本品表面棕褐色至深褐色，中间略鼓起，质地坚脆，微有香气。

<　**鸡内金**　>

【来源】本品为雉科动物家鸡的干燥砂囊内壁。

【炮制方法】

1.鸡内金：取原药材，除去杂质，洗净，干燥（图4-18）。

2.砂炒鸡内金：将净砂置热锅内，用中火加热，至滑利容易翻动时，倒入大小一致的鸡内金，不断翻炒，至鼓起、卷曲、表面金黄色时，立即取出，筛去砂，放凉（图4-19）。

砂的用量以能掩盖所加药物为度。

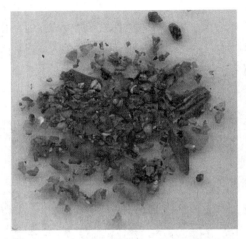 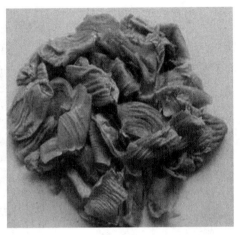

图4-18　鸡内金生品（见彩图4-18）　　图4-19　鸡内金砂炒品（见彩图4-19）

【炮制作用】

1. 鸡内金：攻积，通淋化石，用于泌尿和胆道结石。

2. 砂炒鸡内金：增强健脾消积的作用，且质地酥脆。多用于消化不良、食积不化、小儿疳积等。

【成品性状】本品膨胀鼓起，表面金黄色，质脆，具焦香气。

（六）滑石粉炒

1. 操作工艺

（1）将适量的滑石粉投入到炒锅内用中火加热至灵活状态（即滑利状态）；

（2）迅速将分档后的适量药物投入已预热好的滑石粉中快速翻炒，翻炒时要亮锅底；

（3）炒至药物质地酥脆或膨胀鼓起，色泽加深时迅速出锅；

（4）筛去滑石粉至规定的容器内；

（5）将炮制好的药物盛放在洁净的容器内；

（6）清洗炒锅和铲子。

2. 注意事项

（1）滑石粉炒一般用中火，操作时要适当控制火力，防止药物生熟不均或焦化，如温度过高可酌加冷滑石粉调节温度或减小火力。

（2）滑石粉可反复使用，但颜色加深后需及时更换。

<h1 style="text-align:center">〈 水　蛭 〉</h1>

【来源】本品为水蛭科环节动物水蛭的干燥体。

【炮制方法】

1. 水蛭：取原药材，洗净，闷软，切段，干燥（图4-20）。

2. 烫水蛭：先将滑石粉置热锅内，用中火加热至灵活状态，倒入净水蛭段，勤翻炒至微鼓起，呈黄棕色时取出，筛去滑石粉，放凉（图4-21）。

每100kg水蛭，用滑石粉40kg。

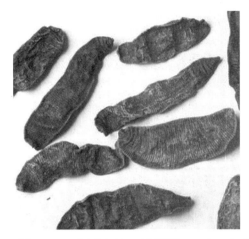 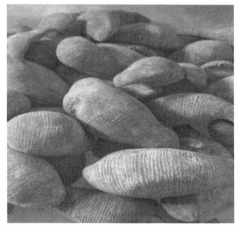

图4-20　水蛭生品（见彩图4-20）　　图4-21　水蛭滑石粉炒品（见彩图4-21）

【炮制作用】

1. 水蛭：生品有毒，多入煎剂，以破血通经、逐瘀消癥为主。

2. 烫水蛭：降低毒性，质地酥脆，利于粉碎，多入丸散，便于调剂、制剂。

【成品性状】本品黄棕色或黑褐色，微鼓起，质松泡，易碎，有腥气。

（七）蛤粉炒

1. 操作工艺

（1）将适量蛤粉投入到炒锅内用中火加热至灵活状态（即滑利状态）；

（2）迅速将分档后的适量药物投入已预热好的蛤粉中快速翻炒，翻炒时要亮锅底；

（3）炒至药物质地酥脆或膨胀鼓起，色泽加深时迅速出锅；

（4）筛去蛤粉至规定的容器内；

（5）将炮制好的药物盛放在洁净的容器内；

（6）清洗炒锅和铲子。

2. 注意事项

（1）炒制时火力应适当，以防药物黏结、焦糊或"烫僵"。如温度过高可酌加冷蛤粉调节温度或减小火力。炒制前最好先采取试投的方法，以便掌握火力，保证炒制品质量。

（2）蛤粉可反复使用，但颜色加深后需及时更换。

< 阿 胶 >

【来源】本品为马科动物驴的皮经煎煮、浓缩制成的固体胶。

【炮制方法】

1. 阿胶：取阿胶块，置文火上烘软，切成约 10 mm³ 小丁块（图 4-22）。

2. 阿胶珠：取蛤粉置热锅内，用中火加热至灵活状态，放入阿胶丁，不断翻埋，烫至阿胶丁鼓起呈圆球形，内无"溏心"，颜色由乌黑转为深黄色，表面附着一层薄薄的蛤粉时，迅速取出，筛去蛤粉，放凉（图 4-23）。

每 100kg 阿胶，用蛤粉 30 ～ 50kg。

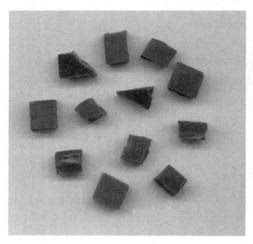 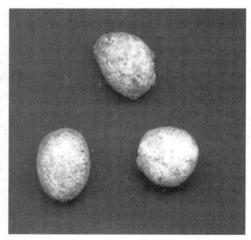

图 4-22　阿胶生品（见彩图 4-22）　　图 4-23　阿胶蛤粉炒品（见彩图 4-23）

【炮制作用】

1. 阿胶：滋阴补血，润燥，止血，但滋腻碍脾。多用于血虚、热病伤阴、温燥伤肺等。

2. 阿胶珠：降低滋腻之性，矫臭矫味，利于粉碎，长于益肺润燥。用于阴虚咳嗽、痰中带血等。

【成品性状】本品呈类圆球形，表面灰白色至灰褐色，内无"溏心"，质轻而脆，中空，略呈海绵状。

五、综合评定（表 4-1）

表 4-1 加固体辅料炒法实训综合评定表

评定内容	技能项目	技能要求	分值	实得分
准备	工作服、精神状态	工作服穿着整齐 衣帽清洁 双手清洁 指甲合格 有良好的精神状态	5	
	药材净制、分档	能采用正确方法净制、分档合理	5	
	用具准备	取用适合的用具、摆放整齐有序	5	
	辅料准备、取用量	辅料取用量适当	5	
操作	麸炒	麦麸预热适当、操作熟练 翻炒适当、标准控制适当	10	
	米炒	米预热适当、操作熟练 翻炒适当、标准控制适当	10	
	土炒	土粉预热适当、操作熟练 翻炒适当、标准控制适当	10	
	砂炒	砂预热适当、操作熟练 翻炒方法得当、标准控制适当	10	
	滑石粉炒	滑石粉预热适当、操作熟练 翻炒方法得当、标准控制适当	10	
	蛤粉炒	蛤粉预热适当、操作熟练 翻炒方法得当、标准控制适当	10	
结果	成品	成品合格率	10	
	废弃物	废弃物处理、卫生清理	5	
	用具	用具清洁、整理	5	
总分			100	

六、注意事项

1. 需加固体辅料炒制的药材应为干燥品，且大小分档并经过净选加工处理。

2. 要掌握辅料的用量和使用次数，每次炒药辅料用量不可过多或过少，过多造成浪费，过少则难以达到炮制要求。每 100kg 药物所用辅料的量是：麦麸 10kg，米 20kg，灶心土 20 ～ 30kg，滑石粉 40 ～ 50kg，蛤粉 30 ～ 50kg，河砂用量以能掩盖所加药材为宜。灶心土、河砂、滑石粉、蛤粉如炮制非毒性药物可反复使用。对于炒制过有毒药物的辅料，不可再炒其他药物，也不可乱倒。

3. 注意不同炒制法所需的火候。

课后习题

1. 单项选择题

（1）蛤粉炒法适用的药物是（　　　）。

A. 胶类药　　　　　B. 动物类药　　　　C. 树脂类药　　　　　　D. 矿物类药

（2）麸炒药物辅料用量是每 100kg 药物约用辅料（　　　）。

A. 5kg　　　　　　B. 10kg　　　　　　C. 20kg　　　　　　　　D. 30kg

（3）既可米炒又可蜜炙的药是（　　　）。

A. 斑蝥　　　　　　B. 人参　　　　　　C. 党参　　　　　　　　D. 红娘子

（4）治疗湿邪中阻、脾胃不和的平胃散应用（　　　）。

A. 苍术　　　　　　B. 焦苍术　　　　　C. 苍术炭　　　　　　　D. 麸炒苍术

（5）土炒山药的作用是（　　　）。

A. 补肾生精，益肺阴　　　　　　　B. 增强益脾和胃

C. 增强补脾止泻　　　　　　　　　D. 增强健脾燥湿

2. 配伍选择题

A. 枳壳　　　B. 阿胶　　　C. 水蛭　　　D. 斑蝥　　　E. 白术　　　F. 马钱子

（1）用蛤粉炒制的药物是（　　　）。

（2）用砂炒法炮制的药物是（　　　）。

（3）经过炒制降低毒性的药物是（　　　）。

（4）经过炒制缓和药性的药物是（　　　）。

（5）经过炒制增强健脾止泻作用的药物是（　　　）。

3. 多项选择题

（1）常用土炒法炮制的药物有（　　　）。

A. 山药　　　　　　B. 苍术　　　　　　C. 斑蝥　　　　　　　　D. 白术

（2）用中火炒制的药物有（　　　）。

A. 僵蚕　　　　　　B. 山药　　　　　　C. 鸡内金　　　　　　　D. 党参

（3）下列可用麸炒法炮制的药物有（　　　）。

A. 山药　　　　　　B. 苍术　　　　　　C. 枳壳　　　　　　　　D. 白术

4. 填空题

（1）加固体辅料炒法中，每 100kg 药物所用辅料的量是麦麸____、米____、灶心土____、滑石粉____、蛤粉____、河砂用量以____为宜。

（2）米炒法炒制植物类药物时，观察____色泽变化，炒至色泽____为度；炒制昆虫类药物时，观察____色泽变化，炒至____为度。

（3）炒制斑蝥时，操作人员应戴____、____，以保护眼、鼻黏膜免受其损伤。操作完毕，用____清洗裸露部分，不宜用____清洗。炒制后的焦米要____，以免发生中毒事件。

5. 简答题

（1）加固体辅料炒法的目的是什么？

（2）简述麸炒苍术的炮制方法和炮制作用。

（3）简述阿胶的炮制方法。

实训五　炙法

一、实训目的

1. 掌握各种炙法的操作工艺和技术要领。

2. 掌握各种炙法所用液体辅料的处理方法及一般用量。

3. 学会正确判定药物炙后的成品质量。

二、辅料、器具

1. 辅料：黄酒、米醋、食盐、生姜、蜂蜜、食用油脂。

2. 器具：电磁炉、炒药锅、铲子、刷子、电子秤、搪瓷盘、药筛、喷壶、量筒、烧杯、乳钵、纱布、瓷碗、瓷盆。

三、实训药物

1. 酒炙代表药物：黄连、大黄、当归、白芍。

2. 醋炙代表药物：柴胡、香附、延胡索。

3. 盐炙代表药物：黄柏、杜仲、知母。

4. 姜炙代表药物：厚朴、竹茹。

5. 蜜炙代表药物：甘草、麻黄、枇杷叶。

6. 油炙代表药物：淫羊藿。

四、实训操作

将净选或切制后的药物，加入一定量的液体辅料拌炒，使辅料逐渐渗入药物组织内部的炮制方法，称为加液体辅料制，又称为炙法。

根据辅料的不同，炙法可以分为酒炙法、醋炙法、盐炙法、姜炙法、蜜炙法和油炙法等。

炙法的主要目的有：

（1）增强疗效（盐炙、醋炙、酒炙等）；

（2）降低毒性（醋炙等）；

（3）抑制偏性（酒炙、姜炙等）；

（4）矫臭矫味（酒炙、醋炙、蜜炙等）。

炙法的工艺流程，最基本的有两种：

（1）先加辅料后炒药：将净选或切制后的药物与一定量的辅料拌匀，稍闷润，待辅料被吸尽后将药物置温度适宜的炒制容器内，用文火炒制一定程度或炒干，取出，放凉。

（2）先炒药后加辅料：将净选或切制后的药物按照"清炒法"炒至一定程度，迅速洒入液体辅料并继续翻炒，使辅料与药物充分混匀，炒至干燥，取出，放凉。

（一）准备

（1）待炮制药物除去杂质，筛去碎屑；

（2）将药物按大小、厚薄分档；

（3）将分档后的药物置洁净的容器内，加入一定量的辅料（一般每100kg药物，用黄酒10～20kg，米醋20～30kg，食盐2kg，生姜10kg，炼蜜20～25kg，油脂20kg）与药物拌匀，润透；

（4）检查炒锅、铲子和搪瓷盘是否洁净，必要时进行清洁；

（5）将炒锅放置在电磁炉上；

（6）打开电磁炉开关，设定好温度（一般预热到文火状态，手背略能感觉到有热度）。

（二）酒炙

1.操作工艺

多采用先加辅料后炒药的方法炮制药物：

（1）将火力调至文火；

（2）把润好的药物投入到洁净的炒锅内（药量不超过锅高度的2/3）加热；

（3）采用"八字法"翻炒；

（4）炒至药物近干时出锅；

（5）将药物置洁净的容器内；

（6）清洗炒锅和铲子。

2.注意事项

（1）酒的选择，应首选黄酒。

（2）闷润加盖，以免酒迅速挥发。

（3）酒量少时，可先将酒加适量水稀释后，再与药物拌润。

（4）药物在加热炒制时，火力不宜过大，一般用文火，勤加翻动，炒至近干，颜色加深时，取出晾凉即可。

＜ 黄　连 ＞

【来源】本品为毛茛科植物黄连、三角叶黄连或云连的干燥根茎。以上三种分别习称"味连""雅连""云连"。

【炮制方法】

1.黄连：取原药材，除去杂质，抢水洗，润透，切薄片，干燥，筛去碎屑；或用时捣碎（图5-1）。

2.酒黄连：取净黄连片，加定量黄酒拌匀，闷透，置炒制容器内，用文火炒干，取出晾凉，筛去碎屑（图5-2）。

每100kg黄连，用黄酒12.5kg。

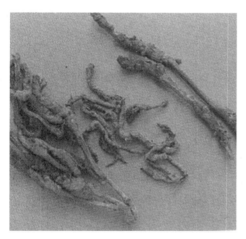

图5-1　黄连生品（见彩图5-1）

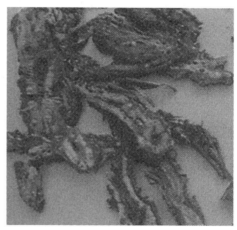

图5-2　黄连酒炙品（见彩图5-2）

【炮制作用】

1.黄连：苦寒性较强，长于泻火解毒、清热燥湿。适用于肠胃湿热所致的腹泻痢疾、壮热烦躁、神昏谵语、热毒生疮、耳道流脓等证。

2.酒黄连：引药上行，缓其寒性，长于清心除烦，善清上焦火热。多用于目赤肿痛、口舌生疮和心烦失眠。

【成品性状】本品表面色泽加深，质硬脆，略带酒香气。

＜ 大　黄 ＞

【来源】本品为蓼科植物掌叶大黄、唐古特大黄或药用大黄的干燥根及根茎。

【炮制方法】

1.大黄：取原药材，除去杂质，洗净，润透，切厚片或块，晾干（图5-3）。

2.酒大黄：取净大黄片，加黄酒拌匀，闷润，待酒被吸尽后，调节火力至文火，将润制好的适量净大黄片投入到已预热好的炒锅内加热翻炒至干，取出，放凉（图 5-4）。

每 100kg 大黄，用黄酒 10kg。

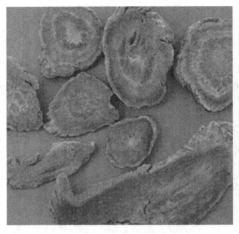 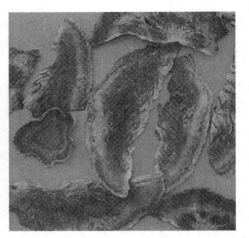

图 5-3　大黄生品（见彩图 5-3）　　　　图 5-4　大黄酒炙品（见彩图 5-4）

【炮制作用】

1.大黄：性味苦寒，沉降，气味重浊，走而不守，直达下焦，泻下作用峻烈，长于攻积导滞、泻火解毒。为治疗积滞便秘之要药，实热便秘尤为适宜。

2.酒大黄：苦寒泻下作用稍缓，并借酒之提升，引药上行，长于清上焦血分热毒，用于血热吐衄、目赤咽肿、热毒疮疡。

【成品性状】本品表面呈深棕色，可见焦斑，略带酒香气。

‹ 当　归 ›

【来源】本品为伞形科植物当归的干燥根。

【炮制方法】

1.当归：取原药材，除去杂质，洗净，稍润，切薄片，晒干或低温干燥，筛去碎屑（图 5-5）。

2.酒当归：取净当归片，用黄酒拌匀，闷润至酒被吸尽后，置热锅内，用文火加热，炒至深黄色，取出放凉，筛去碎屑（图 5-6）。

每 100kg 当归，用黄酒 10kg。

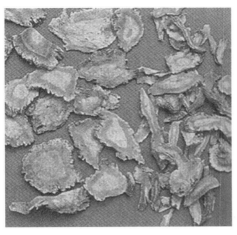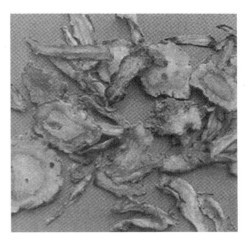

图 5-5 当归生品（见彩图 5-5）　　　　图 5-6 当归酒炙品（见彩图 5-6）

【炮制作用】

1. 当归：质润，长于补血、调经、润肠通便。用于治疗血虚便秘、血虚体亏。

2. 酒当归：增强活血调经、祛瘀止痛的作用。用于治疗血虚血滞、月经不调、风湿痹痛。

【成品性状】本品表面呈老黄色，略有焦斑，香气浓郁，微有酒香气。

＜ 白　芍 ＞

【来源】本品为毛茛科植物芍药的干燥根。

【炮制方法】

1. 白芍：取原药材，除去杂质，大小分档，洗净，润透，切薄片，干燥，筛去碎屑（图 5-7）。

2. 酒白芍：取净白芍片，用黄酒拌匀，闷润至酒被吸尽，置热锅内，用文火加热，炒至微黄色，取出放凉，筛去碎屑（图 5-8）。

每 100kg 白芍，用黄酒 10kg。

【炮制作用】

1. 白芍：擅于养阴除烦，泻肝火，平抑肝阳。多用于肝阳上亢、阴虚发热、烦躁易怒。

2. 酒白芍：降低酸寒之性，善于调经止血、柔肝止痛。多用于胁肋疼痛、腹痛，产后腹痛尤须酒炙。

【成品性状】本品表面呈微黄色，微有酒香气。

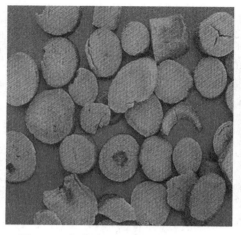

图 5-7　白芍生品（见彩图 5-7）

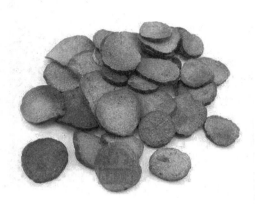

图 5-8　白芍酒炙品（见彩图 5-8）

（三）醋炙

1. 操作工艺

多采用先加辅料后炒药的方法炮制药物：

（1）将火力调至文火；

（2）把润好的药物投入到洁净的炒锅内（药量不超过锅高度的 2/3）加热；

（3）采用"八字法"翻炒；

（4）炒至药物近干时出锅；

（5）将药物置洁净的容器内；

（6）清洗炒锅和铲子。

2. 注意事项

（1）醋炙前药材应大小分档。

（2）若醋的用量较少，不易与药材拌匀时，可加适量水稀释后，再与药材拌匀。

（3）一般用文火炒制，勤加翻动，使之受热均匀，炒至规定的程度。

（4）树脂类、动物粪便类药材必须用先炒药后喷醋的方法，且出锅要快，防止溶化粘锅，摊晾时宜勤加翻动，以免相互黏成团块。

< 柴　胡 >

【来源】本品为伞形科植物柴胡或狭叶柴胡的干燥根，按性状不同，分别习称"北柴胡"及"南柴胡"。

【炮制方法】

1.柴胡：取原药材，除去杂质及残茎，洗净，润透，切厚片，干燥（图5-9）。

2.醋柴胡：取净柴胡片，用米醋拌匀，闷润至透，置炒锅内，用文火加热，炒干，取出，放凉（图5-10）。

每100kg柴胡，用米醋20kg。

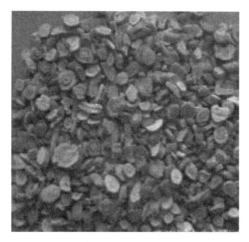 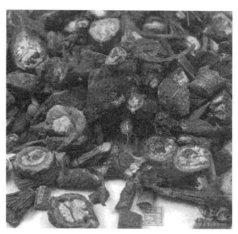

图 5-9 柴胡生品（见彩图 5-9）　　图 5-10 柴胡醋炙品（见彩图 5-10）

【炮制作用】

1.柴胡：升散作用较强，多用于解表退热。治疗寒热往来，外感风寒发热。

2.醋柴胡：缓和升散之性，增强疏肝止痛作用。适用于肝郁气滞的胁肋胀痛、腹痛及月经不调等证。

【成品性状】本品表面呈淡棕黄色，微有醋香气。

‹ 香 附 ›

【来源】本品为莎草科植物莎草的干燥根茎。

【炮制方法】

1.香附：取原药材，除去毛须及杂质，润透，切厚片，干燥，筛去碎屑；或碾成绿豆大颗粒（图5-11）。

2.醋香附（图5-12）

（1）醋炙：取净香附片或颗粒，用米醋拌匀，闷润至透，置炒锅内，用文火加热，炒干，取出，放凉。

（2）醋蒸：取净香附，先加定量的米醋，再加与米醋等量的水，共煮至醋液基本吸尽，再蒸5小时，闷片刻，取出微凉，切厚片，干燥，筛去碎屑；或取出干燥后碾成绿豆大粒块。

每100kg香附，用米醋20kg。

【炮制作用】

1.香附：上行胸膈，外达肌肤，以理气解郁为主，多入解表剂中。如用于风寒感冒、胸膈痞闷、胁肋疼痛等。

2.醋香附：专入肝经，增强疏肝止痛作用，并能消积化滞。如用于伤食腹痛、血中气滞、寒凝气滞、胃脘疼痛等。

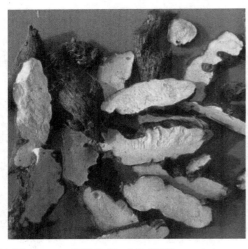 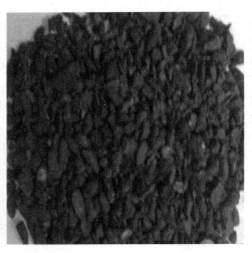

图5-11　香附生品（见彩图5-11）　　　图5-12　香附醋炙品（见彩图5-12）

【成品性状】本品表面呈黑褐色，微有醋香气。

延胡索

【来源】本品为罂粟科植物延胡索的干燥块茎。

【炮制方法】

1.延胡索：取原药材，除去杂质，分档，洗净，稍浸，润透，切厚片，干燥，筛去碎屑；或洗净干燥后捣碎（图5-13）。

2.醋延胡索（图5-14）

（1）醋炙：取净延胡索或延胡索片，用米醋拌匀，闷润至透，置炒锅内，用文火加热，炒干，取出，放凉。

（2）醋煮：取净延胡索，加米醋与适量清水（以平药面为宜），用文火煮至透心，醋液被吸尽时取出，晾至六成干，切厚片，晒干，筛去碎屑；或晒干捣碎。

每100kg延胡索，用米醋20kg。

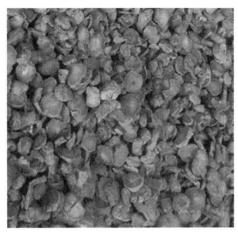 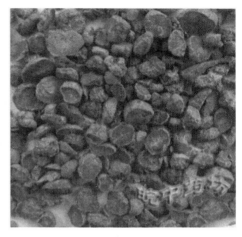

图 5-13　延胡索生品（见彩图 5-13）　图 5-14　延胡索醋炙品（见彩图 5-14）

【炮制作用】

1. 延胡索：一般不生用，因止痛有效成分不易溶出，效果欠佳。

2. 醋延胡索：增强行气止痛作用，可用于身体各部位的多种疼痛证候。如用于肝郁气滞，胁肋疼痛；胃气阻滞疼痛；心腹诸痛；瘀血阻滞，经闭腹痛等。

【成品性状】本品表面呈黄褐色，微有醋香气。

（四）盐炙

1. 操作工艺

多采用先加辅料后炒药的方法炮制药物：

（1）将火力调至文火；

（2）把润好的药物投入到洁净的炒锅内（药量不超过锅高度的 2/3）加热；

（3）采用"八字法"翻炒；

（4）炒至药物近干时出锅；

（5）将药物置洁净的容器内；

（6）清洗炒锅和铲子。

2. 注意事项

（1）溶解食盐时，注意加水量。水的用量视药物的吸水情况而定，一般以食盐的 4 ～ 5 倍量为宜。

（2）含黏液质多的药物遇水容易发黏，如知母、车前子等，不宜先拌盐水。宜先将药物加热炒去部分水分，使药物质地变疏松，再喷洒盐水，以利于盐水渗入。

（3）盐炙时火力宜小，否则水分迅速蒸发，食盐迅速析出黏附在锅上，达不到盐炙的目的。

＜ 黄 柏 ＞

【来源】本品为芸香科植物黄皮树的干燥树皮，习称"川黄柏"。

【炮制方法】

1. 黄柏：取原药材，除去杂质，刮去残留的粗皮，洗净，润透，切丝，干燥，筛去碎屑（图5-15）。

2. 盐黄柏：取净黄柏丝，加盐水拌匀，润透，置热锅内，用文火炒干，取出放凉，筛去灰屑（图5-16）。

每100kg黄柏，用食盐2kg。

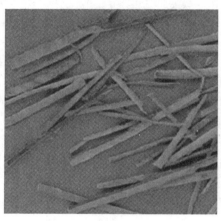
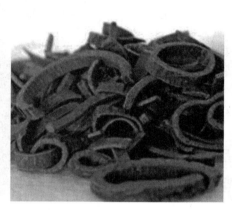

图5-15　黄柏生品（见彩图5-15）　　　　图5-16　黄柏盐炙品（见彩图5-16）

3. 酒黄柏：取净黄柏丝，加黄酒拌匀，闷润，黄酒被吸尽后，用文火炒干，取出晾凉，筛去碎屑（图5-17）。

每100kg黄柏，用黄酒10kg。

4. 黄柏炭：取净黄柏丝，武火炒至表面焦黑色，内部焦褐色，喷淋清水少许，熄灭火星，摊开晾干（图5-18）。

【炮制作用】

1. 黄柏：苦燥，性寒而沉，泻火解毒和燥湿作用较强。多用于湿热痢疾，黄疸，热淋，足膝肿痛，疮疡肿毒，湿疹等。

2. 盐黄柏：缓和苦燥之性，增强滋阴降火、退虚热的作用。多用于阴虚发热，骨蒸盗汗，遗精，足膝萎软，咳嗽咯血等。

3. 酒黄柏：降低苦寒之性，免伤脾阳，并借酒升腾之力，引药上行，清上焦之热。用于热壅上焦诸症。

4. 黄柏炭：清湿热止血，多用于便血、崩漏下血。如用于月经过多或崩中漏下和肠风下血而兼有热象者。

【成品性状】

1. 盐黄柏：本品表面呈深黄色，略带焦斑，味苦微咸。
2. 酒黄柏：本品表面呈深黄色，略带焦斑，略具酒气。
3. 黄柏炭：本品表面呈焦黑色，内部深褐色，质轻而脆。味苦涩。

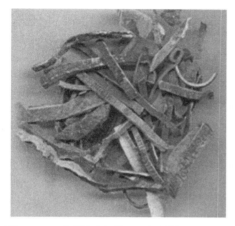 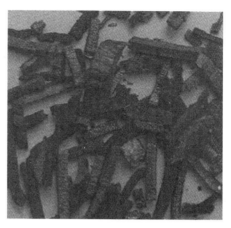

图 5-17　黄柏酒炙品（见彩图 5-17）　　　图 5-18　黄柏炒炭品（见彩图 5-18）

＜　杜　仲　＞

【来源】 本品为杜仲科植物杜仲的干燥树皮。

【炮制方法】

1. 杜仲：取原药材，刮去残留粗皮，洗净，切丝或块，干燥（图 5-19）。
2. 盐杜仲：取净杜仲丝或块，加盐水拌匀，润透，置热锅内，用中火加热，炒至焦黑色、丝易断时，取出放凉，筛去灰屑（图 5-20）。

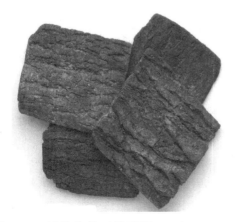 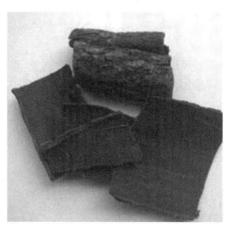

图 5-19　杜仲生品（见彩图 5-19）　　　图 5-20　杜仲盐炙品（见彩图 5-20）

每100kg杜仲，用食盐2kg。

【炮制作用】

1. 杜仲：性温偏燥，补肝肾，强筋骨。生品少用。

2. 盐杜仲：引药入肾，直达下焦，温而不燥，补肝肾、强筋骨、安胎作用增强。常用于肾虚腰痛，筋骨无力，妊娠漏血，胎动不安和高血压症。

【成品性状】本品表面呈焦黑色，银白色橡胶丝减少，弹性减弱，折断后丝易断，并略具咸味。

‹ 知 母 ›

【来源】本品为百合科植物知母的干燥根茎。除去须根者，习称"毛知母"；除去外皮者，习称"光知母"。

【炮制方法】

1. 知母：取原药材，除去毛状物及杂质，洗净，润透，切厚片，干燥，筛去毛屑（图5-21）。

2. 盐知母：调节火力至文火，将净知母片投入到已预热好的炒锅内加热翻炒，炒至表面色泽加深，略有焦斑，手可以任意折叠时，喷洒适量的盐水，再炒至近干时，取出，放凉（图5-22）。

每100kg知母，用食盐2kg。

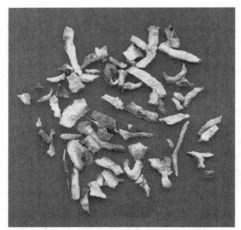
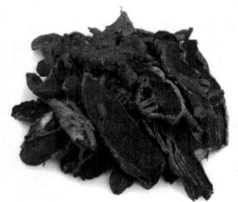

图5-21　知母生品（见彩图5-21）　　　　图5-22　知母盐炙品（见彩图5-22）

【炮制作用】

1. 知母：苦寒滑利，长于清热泻火、生津润燥，泻肺、胃之火尤宜生用。多用于温病壮热烦渴，肺热咳嗽或阴虚咳嗽，消渴，大便燥结。

2. 盐知母：引药下行，专于入肾，能增强滋阴降火的作用，善清虚热。常用于肝肾阴亏、虚火上炎所致之骨蒸潮热、盗汗遗精、腰膝酸软。

【成品性状】本品表面呈黄色或略带焦斑，并略具咸味。

（五）姜炙

1. 姜汁的制备

一般用生姜制备姜汁，也可用干姜煎汁，用量为生姜的三分之一。姜汁可采用捣（榨）汁法或煮（煎）汁法制备。

（1）捣（榨）汁法：将适量净生姜切碎，置适宜器具内捣烂，加适量水，压榨取汁，残渣再加水共捣，压榨取汁，如此反复 2～3 次，合并姜汁即可使用。或把生姜洗净切碎，置压榨机中压榨取汁，将榨汁兑适量水稀释。

（2）煮（煎）汁法：取适量净生姜片或干姜片，加适量水（用鲜姜时，水量为姜量的 2 倍；用干姜时，水量为姜量的 5 倍），煎煮 20～30 分钟，过滤，残渣再加水（与姜量相当），煎煮 15～20 分钟，过滤，合并两次滤液，适当浓缩，取出备用。

2. 操作工艺

多采用先加辅料后炒药的方法炮制药物：

（1）将火力调至文火；

（2）把润好的药物投入到洁净的炒锅内（药量不超过锅高度的 2/3）加热；

（3）采用"八字法"翻炒；

（4）炒至药物近干时出锅；

（5）将药物置洁净的容器内；

（6）清洗炒锅和铲子。

3. 注意事项

（1）制备姜汁时，用水量不宜过多，一般以最后所得姜汁与生姜的比例为 1∶1 较适宜。

（2）药物与姜汁拌匀后，应充分闷润，待姜汁完全被吸尽后，再用文火炒干，否则，达不到姜炙的目的。

⟨ 厚 朴 ⟩

【来源】本品为木兰科植物厚朴或凹叶厚朴的干燥干皮、根皮及枝皮。

【炮制方法】

1. 厚朴：取原药材，刮去粗皮，洗净，润透，切丝，干燥，筛去碎屑（图5-23）。

2. 姜厚朴（图5-24）

（1）姜炙：取净厚朴丝，加姜汁拌匀，闷润至姜汁被完全吸尽，置热锅内，不断翻动，用文火加热，炒干，取出放凉，筛去灰屑。

（2）姜煮：先将生姜切片煮汤，另取刮净粗皮的厚朴，扎成捆，置姜汤中，反复浇淋，并用文火加热共煮，至姜液被吸尽时取出，切丝，干燥，筛去碎屑。

每100kg厚朴，用生姜10kg或干姜3.3kg。

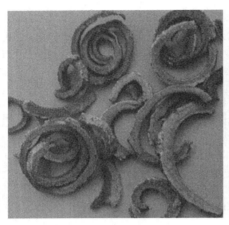 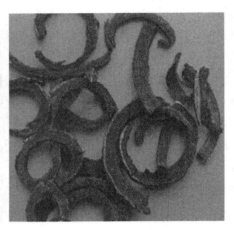

图 5-23　厚朴生品（见彩图 5-23）　　　　图 5-24　厚朴姜炙品（见彩图 5-24）

【炮制作用】

1. 厚朴：辛辣峻烈，对咽喉有刺激性，故一般内服都不生用。

2. 姜厚朴：消除对咽喉的刺激性，并可增强宽中和胃的功效。多用于湿阻气滞，脘腹胀满或呕吐泻痢，积滞便秘，痰饮喘咳，梅核气。

【成品性状】 本品表面色泽加深，具姜的辛辣气味。

＜ 竹 茹 ＞

【来源】 本品为禾本科植物青秆竹、大头典竹或淡竹的茎秆的干燥中间层。

【炮制方法】

1. 竹茹：取原药材，除去杂质，切段或揉成小团（图 5-25）。

2. 姜竹茹：取净竹茹段或团，加姜汁拌匀，闷润，待姜汁被吸尽后，置炒锅内，用文火如烙饼样将两面烙至黄色，取出，放凉（图 5-26）。

每100kg竹茹，用生姜10kg或干姜3.3kg。

【炮制作用】

1. 竹茹：长于清热化痰，除烦。多用于痰热咳嗽。

2. 姜竹茹：增强降逆止呕作用。可用于妊娠呕吐、胃虚热呕吐等。因姜炙后易变色，故多临用时制备。

【成品性状】本品表面呈黄色，略见焦斑，具姜的辛辣气味。

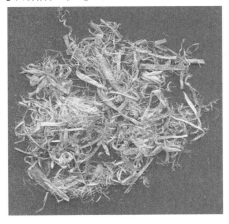 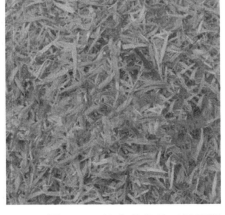

图 5-25　竹茹生品（见彩图 5-25）　　　图 5-26　竹茹姜炙品（见彩图 5-26）

（六）蜜炙

1. 炼蜜的制备

先将适量蜂蜜置锅内，加热至徐徐沸腾后，改用文火，保持微沸，除去泡沫及上浮蜡质，然后用箩筛或纱布滤去死蜂、杂质，再倾入锅内继续加热至沸腾（此时温度约为 116～118℃），使水分大部分蒸发，颜色变为浅红色，当满锅起鱼眼泡，浮起的泡带有光泽，用手捻之有黏性，两指间无长白丝出现时，迅速出锅。炼蜜的含水量以控制在 10%～13% 为宜。

2. 操作工艺

多采用先加辅料后炒药的方法炮制药物：

（1）将火力调至文火；

（2）把润好的药物投入到洁净的炒锅内（药量不超过锅高度的 2/3）加热；

（3）采用"八字法"翻炒；

（4）炒至药物近干时出锅；

（5）将药物置洁净的容器内；

（6）清洗炒锅和铲子。

3. 注意事项

（1）炼蜜时，火力不可过大，以免溢出锅外或焦化。炼蜜炒制程度以中蜜为宜。

（2）炼蜜过于浓稠时，可加适量开水稀释（水量约为炼蜜量的 1/3～1/2），以蜜汁能与药物拌匀而又无剩余的蜜汁为宜。

（3）蜜炙时，要用文火，炒制时间可稍长，尽量将水分除去，避免贮存时发霉变质。

（4）蜜炙药物凉透后迅速密闭贮存于阴凉、通风、干燥处，不宜受阳光直射。

〈 甘 草 〉

【来源】本品为豆科植物甘草、胀果甘草或光果甘草的干燥根及根茎。

【炮制方法】

1. 甘草：取原药材，除去杂质，洗净，润透，切厚片，干燥，筛去碎屑（图5-27）。

2. 蜜甘草：取炼蜜加适量开水稀释，加入净甘草片拌匀，闷润至蜜被吸尽后，置热锅内，用文火加热，炒至深黄色、不粘手时，取出放凉，筛去碎屑（图5-28）。

每100kg甘草，用炼蜜25kg。

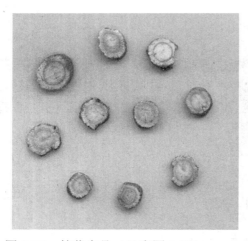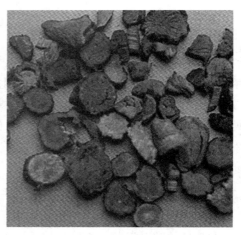

图5-27　甘草生品（见彩图5-27）　　　　图5-28　甘草蜜炙品（见彩图5-28）

【炮制作用】

1. 甘草：味甘偏凉，长于泻火解毒、化痰止咳。多用于痰热咳嗽，咽喉肿痛，痈疽疮毒，食物中毒及药物中毒。

2. 炙甘草：性平偏温，长于补脾和胃、益气复脉。常用于脾胃虚弱，倦怠乏力，心悸动，脉结代等。

【成品性状】本品表面呈深黄色，略有黏性，微有光泽，味甜，具焦香气。

〈 麻 黄 〉

【来源】本品为麻黄科植物草麻黄、中麻黄或木贼麻黄的干燥草质茎。

【炮制方法】

1.麻黄：取原药材，除去木质茎、残根及杂质，抖净灰屑，切段（图5-29）。

2.蜜麻黄：取炼蜜，加适量开水稀释后，放入净麻黄段拌匀，闷润至蜜被吸尽后，置热锅内，用文火加热，炒至深黄色、不粘手时，取出，放凉（图5-30）。

每100kg麻黄，用炼蜜20kg。

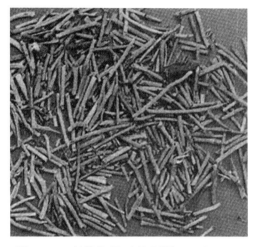
图5-29　麻黄生品（见彩图5-29）

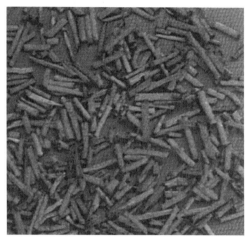
图5-30　麻黄蜜炙品（见彩图5-30）

【炮制作用】

1.麻黄：发汗解表、利水消肿力强。多用于风寒表实证，风水浮肿，风湿痹痛，阴疽，痰核。

2.蜜麻黄：性温偏润，辛散发汗作用缓和，以宣肺平喘力胜。多用于表证较轻，而肺气壅闭、咳嗽气喘较重的患者。

【成品性状】本品表面呈深黄色，稍有黏性，具蜜香气，味甜。

枇杷叶

【来源】本品为蔷薇科植物枇杷的干燥叶。

【炮制方法】

1.枇杷叶：取原药材，除去绒毛，用水喷润，切丝，干燥（图5-31）。

2.蜜枇杷叶：取炼蜜，加适量开水稀释，放入净枇杷叶丝拌匀，闷润至蜜被吸尽后，置热锅内，文火加热，炒至表面老黄色，不粘手，取出，放凉（图5-32）。

每100kg枇杷叶，用炼蜜20kg。

【炮制作用】

1.枇杷叶：长于清肺止咳，降逆止呕。多用于肺热咳嗽，胃热呕哕或口渴。

2.蜜枇杷叶：增强润肺止咳作用。多用于肺燥咳嗽。

【成品性状】本品表面呈黄棕色或红棕色，略显光泽，具蜜香气，味微甜。

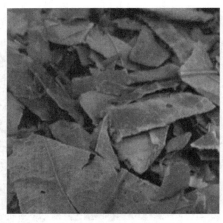

图 5-31 枇杷叶生品（见彩图 5-31）　　图 5-32 枇杷叶蜜炙品（见彩图 5-32）

（七）油炙

1.操作工艺

（1）油炒：先将羊脂切碎，置锅内加热，炼油去渣，再与药物拌匀，用文火炒至油被吸尽，药物表面呈油亮时取出，摊开，晾凉。

（2）油炸：取植物油，倒入锅内加热，沸腾时倾入药物，用文火炸至一定程度，取出，沥去油，粉碎。

（3）油脂涂酥烘烤：动物类药物可锯成短节，放炉火上烤热，用酥油涂布，加热烘烤，待酥油渗入药内，再涂再烤，反复操作，直至骨质酥脆，晾凉或粉碎。

2.注意事项

油炙药物时，应控制好火力、温度和时间，以免药物炒焦、炸焦或烤焦。

<　**淫羊藿**　>

【来源】本品为小檗科植物淫羊藿、箭叶淫羊藿、柔毛淫羊藿或朝鲜淫羊藿的干燥叶。

【炮制方法】

1.淫羊藿：取原药材，除去杂质，喷淋清水，稍润，切丝，干燥（图 5-33）。

2.油炙淫羊藿：将羊脂油放入预热好的炒锅内，待油熔化后投入净淫羊藿丝，用文火加热翻炒，炒至淫羊藿表面浅黄色、有油亮光泽时，取出，放凉（图 5-34）。

每 100kg 淫羊藿，用羊脂油（炼油）20kg。

【炮制作用】

1.淫羊藿：祛风湿、强筋骨力胜。常用于风湿痹痛，肢体麻木，筋骨痿软。

2.油炙淫羊藿：羊脂油甘温，增强温肾助阳作用。多用于阳痿，不孕。

【成品性状】 本品表面呈浅黄色，显油亮光泽，微有羊脂油气。

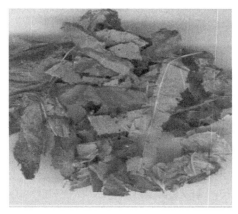 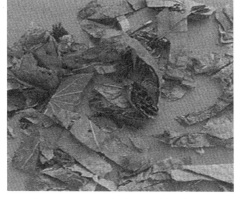

图 5-33　淫羊藿生品（见彩图 5-33）　　图 5-34　淫羊藿油炙品（见彩图 5-34）

五、综合评定（表 5-1）

表 5-1　加液体辅料炒实训综合评定表

评定内容	技能项目	技能要求	分值	实得分
准备	工作服、精神状态	工作服穿着整齐 衣帽清洁 双手清洁 指甲合格 有良好的精神状态	5	
	药材净制、分档	能采用正确方法净制、分档合理	5	
	用具准备	取用适合的用具 摆放整齐、有序	5	
	辅料准备、取用量	辅料取用量适当	5	
操作	酒炙	火候控制、标准控制适当 操作熟练、翻炒速度适当	10	
	醋炙	火候控制、标准控制适当 操作熟练、翻炒速度适当	10	
	盐炙	火候控制、标准控制适当 操作熟练、翻炒速度适当	10	

续表

评定内容	技能项目	技能要求	分值	实得分
操作	姜炙	火候控制、标准控制适当 操作熟练、翻炒速度适当	10	
	蜜炙	火候控制、标准控制适当 操作熟练、翻炒速度适当	10	
	油炙	火候控制、标准控制适当 操作熟练、翻炒速度适当	10	
结果	成品	成品合格率	10	
	废弃物	废弃物处理、卫生清理	5	
	用具	用具清洁、整理	5	
总分			100	

六、注意事项

1. 各炙法中采用先加辅料后炒药的方法，一定要闷润至辅料完全被吸尽或渗透到药物组织内部后，才可以进行炒制。先炒药后加辅料的方法，辅料要均匀喷洒在药物上，不要沿锅壁加入，以免辅料迅速蒸发。

2. 如果液体辅料用量较少，不易与药物拌匀时，可先加适量开水稀释后，再与药物拌匀。

3. 在炒制时，火力不可过大，多用文火，翻炒宜勤，一般炒至近干，颜色加深即可。

课后习题

1. 单项选择题

（1）用于肝气郁结的"柴胡疏肝散"方中柴胡宜（　　）。

A. 生用　　　　　B. 醋制　　　　　C. 鳖血制　　　　　D. 酒制

（2）炼蜜加开水稀释，水的用量为炼蜜的（　　）。

A. 等量　　　　　B.1/3～1/2　　　　C.1/4～1/5　　　　D. 两倍

（3）盐炙法中水的用量一般为食盐的（　　）。

A.2～3倍　　　　B. 等量　　　　　C.4～5倍　　　　　D.6～7倍

（4）清上焦热应选用（　　）。

A. 生大黄　　　　B. 酒大黄　　　　C. 熟大黄　　　　　D. 大黄炭

（5）酒制当归的作用是（　　）。

A. 破血而下流　　　　　　　　B. 补血而润肠

C. 养血而守中　　　　　　　　D. 活血而散瘀

（6）黄连酒制的作用是（　　）。

A. 变升为降　　　B. 变降为升　　　C. 两者都是　　　　D. 两者都不是

（7）蜜炙 100kg 麻黄用（　　　）。

A. 生蜜 20kg　　　B. 炼蜜 20kg　　　C. 炼蜜 25kg　　　　D. 生蜜 25kg

（8）盐炙杜仲时所用的火候为（　　　）。

A. 文火　　　　　　B. 中火　　　　　C. 武火　　　　　　D. 小火

（9）醋炙药物时，米醋的用量一般为（　　　）。

A. 20%～30%　　B. 10%～20%　C. 40%～50%　　　D. 30%～40%

（10）盐炙药物时，每 100kg 中药用食盐（　　　）。

A. 1kg　　　　　　B.2kg　　　　　　C.3kg　　　　　　D.4kg

（11）若蜜浓稠不能与药物拌匀时，可以（　　　）。

A. 加适量开水稀释　　　　　　　B. 加适量冷水稀释

C. 加适量温水稀释　　　　　　　D. 减少用蜜量

2. 配伍选择题

A. 知母　　　B. 淫羊藿　　　C. 厚朴　　　D. 枇杷叶　　　E. 香附　　　F. 黄连

（1）姜炙的药物是（　　　）。

（2）酒炙的药物是（　　　）。

（3）采用先炒药后加辅料的药物是（　　　）。

（4）炮制时需除去绒毛的药物是（　　　）。

（5）经油炙增强温肾助阳作用的药物是（　　　）。

（6）经醋炙专入肝经，增强舒肝止痛作用的药物是（　　　）。

3. 多项选择题

（1）炙法中宜采用先炒药后加辅料的操作是（　　　）。

A. 树脂类药材　　　　　　　　　B. 含黏液质较多的药材

C. 动物粪便类药材　　　　　　　D. 含挥发油较多的药材

（2）下列药物宜酒炙的是（　　　）。

A. 当归　　　　　　B. 白芍　　　　　C. 黄连　　　　　　D. 大黄

（3）炼蜜的注意事项有（　　　）。

A. 炼蜜不宜过老　　　　　　　　B. 火力要小，以免焦化

C. 蜜炙药物要趁热贮存　　　　　D. 炒的时间稍长，尽量除去水分

（4）炙法与加辅料炒法的主要区别是（　　　）。

A. 所用辅料不同，辅料作用不同　B. 操作方法不同

C. 火力强弱不同　　　　　　　　D. 炒制时间不同

4. 填空题

（1）酒炙法多用于炮制_____、_____、_____药物；醋炙法多用于炮制_____、_____、_____药物；姜炙法多用于炮制_____、_____药物；蜜炙法多用于炮制_____、_____药物。

（2）杜仲盐炙的目的是，增强_____、_____、_____作用；知母盐炙的目的是，增强_____作用。

5. 简答题

（1）根据辅料的不同，炙法可以分为几类？每类常用代表药物有哪些？

（2）简述炙法的两种基本操作工艺。

实训六　煅法

一、实训目的

1. 掌握明煅法、煅淬法、煅炭法的操作方法和技术要领。

2. 掌握实训药物的炮制标准以及标准判断方法。

3. 熟悉淬液的种类及一般用量。

4. 了解煅法的目的。

二、器具、设备

1. 器具：铁锅、砂锅、铁铲、坩埚、火钳、搪瓷盘、蒸发皿、电子秤、量筒、烧杯。

2. 设备：煤气灶、马弗炉。

三、实训药物

1. 明煅法代表药物：白矾、牡蛎、石膏、石决明。

2. 煅淬法代表药物：赭石、自然铜、磁石。

3. 煅炭法代表药物：血余炭、荷叶炭、棕榈炭。

四、实训操作

煅法是将药材直接放入无烟炉火中或适当的耐火容器内煅烧的一种方法，系"雷公炮炙十七法"之一，属火制法范围。因操作方法和要求不同，可分为明煅法、煅淬法和煅炭法。

（一）准备

1. 检查砂锅、坩埚和盛药器具等是否洁净，必要时进行清洁；

2. 采用煅淬法煅制药物时，先设定温度进行预热，至规定温度后再将盛有药物的坩埚置于马弗炉中；

3. 采用煅炭法煅制药物时，先将黏土加适量盐水搅拌成泥，制成盐泥备用。

（二）明煅法

1. 含义

取待炮制品，砸成小块，置适宜的容器内，不隔绝空气进行高温煅烧，煅至酥脆或红透时，取出，放凉，碾碎的方法。

常用明煅法的药材有白矾、牡蛎、石膏、石决明等。

2. 目的

（1）使药物质地酥脆。煅制可使部分硫、砷等物质挥发，还可产生氧化分解等变化，这些变化必然导致分子结构发生改变而使质地发生变化；还使药物受热后不同药物组分在不同方向胀缩的比例产生差异，致使药粒间出现孔隙，质地变得酥脆。

（2）有效成分易于煎出。煅制温度高，使药物发生了化学变化，如含碳酸钙类的药物煅后生成氧化钙，从而改变了钙的存在状态，使药物中的钙成分更易溶出。

（3）除去结晶水，增强收敛固涩作用。

3. 操作方法

（1）把药物投入到洁净的锅内（药量不超过容器高度的 1/3）加热（一般用武火）；

（2）依据所煅制药物的特点确定是否翻炒；

（3）煅至药物质地酥脆或失去结晶水时出锅；

（4）将药物置洁净的容器内；

（5）清洗锅具和铲子。

4. 工艺流程

明煅法操作工艺流程如图 6-1 所示。

5. 注意事项

（1）药物宜一次性煅透，中途不得停火，以免出现夹生现象。

（2）药物应大小分档，以免煅制时生熟不均。

（3）易爆裂的药物，容器上加盖（不密闭）防爆溅。

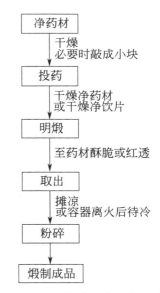

图 6-1　明煅法操作工艺流程

<　**白　矾**　>

【来源】本品为硫酸盐类矿物明矾石经加工提炼而成。主要成分为含水硫酸铝钾。

【炮制方法】

1. 白矾：取原药材，除去杂质，用时捣碎或碾细。

2. 枯矾：将砸好的白矾块置砂锅内，砂锅置煤气灶上，用武火加热，白矾先逐渐熔化成液体，下层被熔化成液体部分的白矾失去结晶水，变成白色固体形成隔离层，随着加热时间的延长，隔离层越来越厚，当煅至白矾无气体溢出，通体均为洁白色、蜂窝状时，关火，凉后出锅，碾成细粉。

【炮制作用】

1. 白矾：外用燥湿止痒，解毒杀虫；内服止血止泻，清热消痰。有一定的涌吐能力。

2. 枯矾：酸寒之性降低，涌吐作用减弱，增强了收敛燥湿、止血化腐的作用。

【成品性状】 本品为不透明、无光泽、白色蜂窝状固体块状物，体轻质松，手捻易碎。

【注意事项】

1. 厚度适中，太厚不易煅透。

2. 不能搅拌，否则出现夹生现象。

3. 中途不停火，一次煅透。

4. 不用铁锅。

＜ 牡 蛎 ＞

【来源】 本品为牡蛎科动物长牡蛎、大连湾牡蛎或近江牡蛎的贝壳。

【炮制方法】

1. 牡蛎：取原药材，除去杂质及附着物，洗净，干燥，碾碎。

2. 煅牡蛎：将盛有净牡蛎的坩埚置马弗炉中，用武火（200～400℃）加热，煅至酥脆时（约1～3小时），取出，放凉，碾碎。

【炮制作用】

1. 牡蛎：重镇安神，潜阳补阴，软坚散结。用于惊悸失眠，眩晕耳鸣，瘰疬痰核，癥瘕痞块。

2. 煅牡蛎：收敛固涩，制酸止痛。煅后增强了固涩作用，且易于粉碎和煎出有效成分。用于自汗盗汗，遗精滑精，崩漏带下，胃痛吞酸。

【成品性状】 本品为灰白色不规则碎块或粗粉，质酥脆，断面层状，气微，味微咸。

＜ 石 膏 ＞

【来源】 本品为硫酸盐类矿物硬石膏族石膏，主要成分为含水硫酸钙。

【炮制方法】

1.石膏：取原药材，打碎，除去杂质，粉碎成粗粉。

2.煅石膏：将盛有净石膏的坩埚置马弗炉中，用武火加热，煅至微红，质地酥脆，取出，放凉，碾碎。

【炮制作用】

1.石膏：长于清热泻火，除烦止渴。多内服，用于外感热病，高热烦渴，肺热咳喘，胃火亢盛，头痛，牙痛等。

2.煅石膏：煅后缓和了清热力。收湿、生肌、敛疮、止血。只可外用，外治溃疡不敛、湿疹瘙痒、水火烫伤、外伤出血。

【成品性状】本品为不透明、白色酥松块状物或粉末，表面透出微红色光泽，体较轻，质软，易碎，捏之成粉。

＜　石决明　＞

【来源】本品为鲍科动物杂色鲍、皱纹盘鲍、羊鲍、澳洲鲍、耳鲍或白鲍的贝壳。

【炮制方法】

1.石决明：取原药材，除去杂质，洗净，干燥，碾碎。

2.煅石决明：将盛有净石决明的坩埚置马弗炉中，用武火加热，煅至酥脆，取出，放凉，碾碎。

【炮制作用】

1.石决明：味咸、性寒，归肝经。平肝潜阳，清肝明目。用于头痛眩晕，目赤翳障，视物昏花，青盲雀目。

2.煅石决明：咸寒之性减弱，缓和了平肝潜阳的功效，增强了收敛固涩的作用。并且煅后质地酥脆，便于粉碎，有利于煎出有效成分和外用涂敷撒布。

【成品性状】本品为不规则的碎块或粗粉，灰白色或青灰色，无光泽，质酥脆，断面呈层状。

（三）煅淬法

1.含义

将药物按明煅法煅烧至红透，立即投入规定的液体辅料中骤然冷却的方法。

煅淬法多适用于质地坚硬，经高温仍不能酥脆的矿物药及临床上因特殊需要而必须煅淬的药物。所用的液体辅料称为淬液，常用的淬液有醋、酒、水、药汁等。淬的过程中用的不同辅料，可以起到引经、协同的作用。

常用煅淬法的药材有赭石、自然铜、磁石等。

2. 目的

（1）易于粉碎，利于有效成分的煎出。

（2）借助淬液提高疗效、降低副作用。

（3）清除药物中的杂质，洁净药物。

3. 操作方法

（1）将分档后的净药材投入到洁净的坩埚内（药量不超过容器高度的 1/3）；

（2）用煅钳夹住盛药的坩埚置于已预热到规定温度的马弗炉内煅烧（一般温度在 500℃ 以上）；

（3）煅至药物红透时，立即取出至规定的淬液中浸泡；

（4）待所煅的药物凉后，再将未煅透的部分盛放在坩埚内，反复煅淬，煅至药物全部酥脆、液体辅料被吸尽时出锅；

（5）关闭马弗炉电源；

（6）将药物置洁净的容器内；

（7）清洗坩埚和容器。

4. 工艺流程

煅淬法操作工艺流程如图 6-2 所示。

5. 注意事项

（1）反复进行至淬液被吸尽，药物全部酥脆为度，避免生熟不均。

（2）所用淬液的种类、用量和煅淬的次数，根据药物的不同性质及炮制目的而定（一般醋的用量为药量的 30%）。

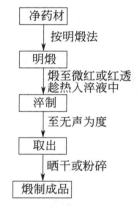

图 6-2　煅淬法操作工艺流程

<　**赭　石**　>

【来源】本品为氧化物类矿物刚玉族赤铁矿的矿石，主要成分为三氧化二铁。

【炮制方法】

1. 赭石：取原药材，除去杂质，洗净，干燥，砸碎（约 1cm³ 小块）。

2. 煅赭石：将盛有净赭石的坩埚置于已预热到 600℃ 的马弗炉内煅烧，煅至红透后，立即用煅钳夹住盛药的坩埚，将红透的药物投入醋液中浸淬，如此反复煅淬至质地酥脆、淬液用尽为度，放凉，研成粗粉。

每 100kg 赭石，用醋 30kg。

【炮制作用】

1. 赭石：平肝潜阳，重镇降逆，凉血止血。用于眩晕耳鸣，呕吐，噫气，呃逆，喘息，以及血热所致的吐血、衄血、崩漏下血。

2.煅赭石：降低苦寒之性，增强平肝止血作用，并使质地酥脆，易于粉碎和煎出有效成分。

【成品性状】本品为无光泽、暗褐色或紫褐色粉末，质酥脆，略带醋气。

◁ 自然铜 ▷

【来源】本品为硫化物类矿物黄铁矿族黄铁矿的矿石，主要成分为二硫化铁。

【炮制方法】

1.自然铜：取原药材，除去杂质，洗净，干燥，砸碎。

2.煅自然铜：将盛有净自然铜的坩埚置于马弗炉内，用武火煅至红透后，立即用煅钳夹住盛药的坩埚，将红透的药物投入醋液中浸淬，如此反复煅淬至表面呈黑褐色，光泽消失并酥脆，放凉，研成粗粉。

每100kg自然铜，用醋30kg。

【炮制作用】

1.自然铜：散瘀止痛，续筋接骨。用于跌打损伤，筋骨折伤，瘀肿疼痛。

2.煅自然铜：煅淬后使用，质地酥脆，便于粉碎，易于煎出有效成分，增强散瘀止痛作用。

【成品性状】本品为无金属光泽、灰褐色或黑褐色不规则碎粒，质酥脆，有醋气，碾碎后为黑色无定形粉末。

◁ 磁　石 ▷

【来源】本品为氧化物类矿物尖晶石族磁铁矿的矿石，主要成分为四氧化三铁。

【炮制方法】

1.磁石：取原药材，除去杂质，砸碎。

2.煅磁石：将盛有净磁石的坩埚置于马弗炉内，用武火煅至红透后，立即用煅钳夹住盛药的坩埚，趁热倒入醋液中淬制，反复煅淬至酥脆为度，取出，干燥，研成粗粉。

每100kg磁石，用醋30kg。

【炮制作用】

1.磁石：镇惊安神，平肝潜阳，聪耳明目，纳气平喘。用于惊悸失眠，头晕目眩，视物昏花，耳鸣耳聋，肾虚气喘。

2.煅磁石：煅淬后使用，质地酥脆，便于粉碎，易于煎出有效成分。

【成品性状】本品为无磁性、表面黑色的不规则的碎块或颗粒，质硬而酥，有醋香气。

（四）煅炭法

1. 含义

煅炭法是药物在高温缺氧条件下煅烧成炭的方法，又叫闷煅法、暗煅法或密闭煅法。

常用煅炭法的药材有血余炭、荷叶炭、棕榈炭等。

2. 目的

（1）改变药物的性能，产生新的疗效，增强止血作用。如血余炭、棕榈炭等。

（2）降低毒性。如干漆经煅制成炭后可以降低刺激性和毒性，便于应用。

3. 操作方法

（1）将净药材置砂锅中（药量不超过容器高度的2/3），松紧适度（即用手压不下陷，且能感觉到有弹性）；

（2）砂锅上盖一个口径较小的锅，两锅结合处先用湿纸条封堵，再用盐泥封严；

（3）在盖锅上加一重物，以防锅内气体膨胀而冲开盖锅；

（4）在盖锅底部放几粒大米或一小张白纸，待盐泥稍干后，用武火加热砂锅，当煅至盖锅底部的大米或白纸变为深黄色时，或在盖锅洒上冷水立即滚沸时停火；

（5）待锅冷却后打开盖锅，取出煅好的药物，盛放在洁净的容器内；

（6）清洗砂锅和容器。

4. 工艺流程

煅炭法操作工艺流程如图6-3所示。

5. 注意事项

（1）煅锅内药物不宜放得过多、过紧，应留有一定的空间、空隙，一般以锅容量的 1/2 ～ 3/5 为宜，且应适当压实，但切不可压紧，以使煅制均匀。

（2）煅制时，若发现有大量气体或浓烟从锅缝中喷出，应立即用盐泥封堵，以防空气进入，避免药物灰化。

（3）煅制时，也可在两锅盐泥封闭处留一小孔，用筷子塞住，时时观察小孔处冒出的烟雾。当烟雾由白烟变为黄烟并转至青烟、烟量逐渐减少时，降

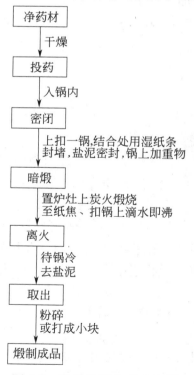

图 6-3　煅炭法操作工艺流程

低火力，煅至基本无烟时，即为煅透，关火。

（4）药物煅透后，应待煅锅完全冷却后方能启封开锅，取出药物，避免药物遇空气后燃烧而灰化。

（5）注意存性。

古人强调炭药要"存性"，炒炭存性与煅炭存性要求有所不同，炒炭存性要求部分炭化，部分颜色加深，但仍有原药的固有性能与形状；而煅炭存性，药材基本炭化，色黑而有光泽，保持一定形状而不灰化，如果成品碰之即成粉状，色白者即已灰化，不能药用。煅炭的某些药物亦可炒炭，如棕榈炭；炒炭的某些药物也可煅炭，如熟地炭。

‹ 血余炭 ›

【来源】本品为人头发制成的炭化物。

【炮制方法】

1. 头发：除去杂质，反复用稀碱水洗去油垢，清水漂净，晒干。

2. 血余炭：将净头发置砂锅中，上盖一个口径较小的锅，两锅结合处用盐泥封固，上压重物，在盖锅底部放几粒大米或一小张白纸，用武火加热，煅至大米或白纸为深黄色或在盖锅洒上冷水立即滚沸时，停火，待冷却后开启盖锅，取出，剁成小块。

【炮制作用】

1. 头发：生品不作药用，入药必须煅制成炭。

2. 血余炭：煅后产生止血化瘀的功效。用于吐血、咯血、衄血、血淋、尿血、便血、崩漏、外伤出血等各种出血证。

【成品性状】本品呈不规则小块状，大小不一，乌黑光亮，呈蜂窝状，体轻质脆，味苦。

‹ 荷叶炭 ›

【来源】本品为睡莲科植物莲的干燥叶。

【炮制方法】

1. 荷叶：取原药材，除去杂质，洗净，晒干。

2. 荷叶炭：将净荷叶折叠后平放锅内，留有空隙，上扣一个口径较小的锅，两锅结合处用盐泥封固，上压重物，在盖锅底部放几粒大米或一小张白纸，用武火加热，煅至大米或白纸为深黄色时，停火，冷却后开启盖锅，取出。

【炮制作用】

1.荷叶：长于清热解暑、升发清阳。主治暑热烦渴、头痛眩晕等症。

2.荷叶炭：煅后增强收敛止血化瘀的功效。用于吐血、咯血、衄血、血淋、尿血、便血、崩漏、外伤出血等各种出血证。

【成品性状】本品呈不规则的片状，表面棕褐色或黑褐色，质脆易碎，气焦香，味涩。

‹ 棕榈炭 ›

【来源】本品为棕榈科植物棕榈的干燥叶柄。

【炮制方法】

1.棕榈：取原药材，洗净，切段，干燥。

2.棕榈炭：取净棕榈置铁锅内，上扣一个口径较小的锅，两锅结合处用盐泥封固，上压重物，在盖锅底部放几粒大米或一小张白纸，用武火加热，煅至大米或白纸为深黄色时，停火，冷却后开启盖锅，取出。

【炮制作用】

1.棕榈：一般不生用。

2.棕榈炭：煅后产生收敛止血的作用。用于吐血、衄血、尿血、便血、崩漏下血等各种出血证。

【成品性状】本品呈不规则块状，大小不一，表面黑褐色或黑色，有光泽，触之有黑色炭粉，内部焦黄色，纤维性，略具焦香气，味苦涩。

煅法实训任务表见表6-1。

表6-1 煅法实训任务表

药物	淬液	煅制方法	工艺
白矾		明煅法	武火煅至水分完全蒸发，无气体逸出，膨胀松脆呈白色蜂窝状固体
牡蛎		明煅法	武火煅至酥脆
石膏		明煅法	武火煅至微红
石决明		明煅法	武火煅至酥脆
赭石	醋	煅淬法	武火反复煅淬至酥脆为度（醋液为药量的30%）
自然铜	醋	煅淬法	武火反复煅淬至色变黑褐，外表脆裂，光泽消失，质地酥脆为度（醋液为药量的30%）
磁石	醋	煅淬法	武火反复煅淬至酥脆为度（醋液为药量的30%）
血余炭		煅炭法	武火煅至大米或白纸呈深黄色
荷叶炭		煅炭法	武火煅至大米或白纸呈深黄色
棕榈炭		煅炭法	武火煅至大米或白纸呈深黄色
签名			

五、综合评定

综合评定见表 6-2。

表 6-2 煅法实训综合评定表

评定内容	技能项目	技能要求	分值	实得分
准备	工作服、精神状态	工作服穿着整齐 衣帽清洁 双手清洁 指甲合格 有良好的精神状态	5	
	药材净制、分档	能采用正确方法净制 分档合理	10	
	用具准备	取用适合的用具 摆放整齐、有序	5	
	淬液准备、取用量	淬液取用量适当	5	
操作	明煅法	煅白矾时切忌搅拌，中间不得停火 操作熟练、火力控制适当 煅制标准掌握适当	15	
	煅淬法	趁热投入淬液 醋淬时药物一直浸泡在醋液中 操作熟练、火候控制适当 煅制标准掌握适当	15	
	煅炭法	药物在锅内放得不宜太多、太紧 煅时注意及时用盐泥补固 煅透后完全放冷才能开锅取药 操作熟练、火力控制适当 煅制标准掌握适当	15	
结果	成品	成品合格率	20	
	废弃物	废弃物处理、卫生清理	5	
	辅料	辅料回收	5	
总分			100	

六、注意事项

1. 在使用完煅制工具后要及时清洗、保养。
2. 应根据临床需求和药材本身的性质选择不同的煅制方法。

课后习题

1. 单项选择题

（1）煅后增强收敛固涩作用的药物是（　　）。

A. 石膏　　　　B. 牡蛎　　　　C. 磁石　　　　D. 赭石

（2）煅后降低咸寒之性的药物是（　　）。

A. 牡蛎　　　　　B. 白矾　　　　　C. 自然铜　　　　D. 石决明

2. 配伍选择题

A. 石膏　　　　　B. 赭石　　　　　C. 血余炭　　　　D. 白矾　　　　　E. 自然铜

（1）采用明煅法煅制的药物是（　　）。

（2）采用煅淬法煅制的药物是（　　）。

（3）采用煅炭法煅制的药物是（　　）。

（4）煅后失去结晶水的药物是（　　）。

（5）煅后产生止血作用的药物是（　　）。

（6）煅后增强散瘀止痛作用的药物是（　　）。

3. 多项选择题

（1）煅淬药物常用的淬液有（　　）。

A. 水　　　　　　B. 酒　　　　　　C. 药汁　　　　　D. 醋

（2）煅后用醋淬法炮制的药物是（　　）。

A. 自然铜　　　　B. 炉甘石　　　　C. 赭石　　　　　D. 磁石

（3）煅炭法的注意事项包括（　　）。

A. 药材不宜放得过多、过紧

B. 两锅结合处应用盐泥封固

C. 可根据大米或白纸的颜色变化来判断药物是否煅透

D. 停火后可立即开锅

4. 填空题

（1）煅法可分为_____、_____和_____三种。

（2）煅炭法煅制药物时，当盖锅底部的大米或白纸的颜色变为_____时，或在盖锅洒上冷水立即_____时停火。

实训七　蒸、煮、燀法

一、实训目的

1. 掌握蒸制法、煮制法和燀制法的操作方法和技术要领。

2. 掌握实训药物的炮制标准以及标准判断方法。

3. 了解辅料的性质和作用。

二、器具、设备

1. 器具：电磁炉、蒸锅、漏勺、搪瓷盘、电子秤、切药刀、烧杯、量筒、纱布、漏斗。

2. 设备：多功能蒸煮锅。

三、实训药物

1. 蒸制法代表药物：黄芩、地黄、何首乌。

2. 煮制法代表药物：川乌、远志。

3. 燀制法代表药物：苦杏仁、白扁豆。

四、实训操作

蒸、煮、燀法，是利用水作传热介质，对药物进行加热炮制的方法。三者同属于"水火共制"范围，但在操作上有明显区别。

（一）蒸制法

1. 含义

蒸制法是将净制后的药材加辅料或不加辅料装入蒸制容器内隔水加热至一定程度的方法。

根据是否使用辅料，可分为清蒸法和加辅料蒸法。根据蒸制的原理，可分为流通蒸汽蒸制法（笼屉蒸）和蒸罐蒸制法（隔水炖）。

2. 目的

（1）改变药性，扩大用药范围。

（2）保存或增强药效，利于贮存。

（3）降低或消除副作用。

（4）软化药材，利于切片。

3. 操作方法

（1）清蒸法：系将净药材不加辅料单纯蒸制的方法。如黄芩。

（2）加辅料蒸法：系将经净制的药材加液体辅料润制后再蒸的方法。如地黄、何首乌。

4. 工艺流程

蒸制法操作工艺流程如图 7-1 所示。

5. 注意事项

（1）需用液体辅料拌蒸的药物应待辅料闷润被吸尽再蒸制。

（2）蒸制时一般先用武火，迅速加热到"圆气"或水沸后改为文火，保持锅内有足够的蒸汽或水处于沸腾状态即可。

（3）蒸制药物一般以蒸制时间为控制标准。流通蒸汽蒸制法（笼屉蒸）是以达到"圆气"状态为计时起点。蒸罐蒸制法（隔水炖）是以水沸为计时起点。

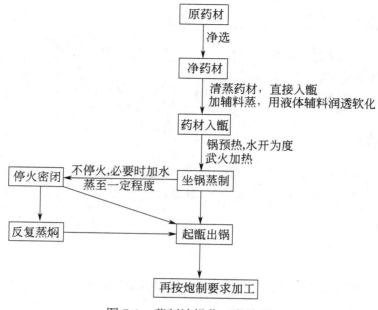

图 7-1　蒸制法操作工艺流程

（4）蒸制时要注意火候，若时间太短则达不到蒸制目的；若蒸得太久，则影响药效，有的药物可能"上水"，难于干燥。

（5）须长时间蒸制的药物宜不断添加开水，以免蒸汽中断，特别注意不要将水蒸干，以免影响药物质量；需日夜连续蒸制者应有专人值班，以保安全。

（6）蒸制完毕后，若容器内剩余液体辅料，应待药物干燥至 4 ～ 6 成干，切片后将辅料拌入药片中，闷润至吸尽后，再进行最终干燥。

‹ 黄　芩 ›

【来源】本品为唇形科植物黄芩的干燥根。
【炮制方法】
1. 黄芩：取原药材，除去杂质，大小分档。
2. 黄芩片

（1）将净黄芩置蒸制容器中隔水加热，蒸至"圆气"后约 30 分钟，待药材软化，取出，趁热切薄片，干燥。

（2）将净黄芩置沸水中煮 10 分钟，取出，闷 8 ～ 12 小时，至内外湿度一致时，切薄片，干燥。

3.酒黄芩：取净黄芩片，加黄酒拌匀，稍闷，待酒被吸尽后，用文火炒至药物表面微干，深黄色，嗅到药物与辅料的固有香气，取出，晾凉。

每100kg黄芩，用黄酒10kg。

【炮制作用】

1.黄芩：长于清热泻火解毒。用于热病、湿温、黄疸、泻痢、乳痈发背。

2.酒黄芩：酒制入血分，并可借黄酒升腾之力，用于上焦肺热及四肢肌表热邪；同时，因酒性大热，可缓解黄芩的苦寒之性，以免伤害脾阳，导致腹泻。

【成品性状】

1.黄芩片：本品为类圆形或不规则薄片，外表皮黄棕色至棕褐色，切面深黄色，边缘粗糙，中间显浅黄色筋脉，呈车轮纹，中心部分有些呈枯朽状的棕色圆心，周边棕黄色或深黄色，质硬而脆，气微，味苦。

2.酒黄芩：本品表面呈黄棕色，略有酒香气。

＜ 地 黄 ＞

【来源】本品为玄参科植物地黄的新鲜或干燥块根。

【炮制方法】

1.鲜地黄：取鲜药材，洗净泥土，除去杂质，切厚片或绞汁。

2.生地黄：取干药材，除去杂质，用水稍泡，洗净，润透，切厚片。

3.熟地黄

（1）取净生地黄，蒸至黑润，取出，晒至八成干，切厚片，干燥。

（2）取净生地黄，加黄酒拌匀，隔水蒸至酒被吸尽，显乌黑色光泽，味转甜，取出，晒至外皮黏液稍干时，切厚片，干燥。

每100kg生地黄，用黄酒30～50kg。

【炮制作用】

1.鲜地黄：清热生津，凉血止血。用于热邪伤阴。

2.生地黄：清热凉血，养阴生津。用于血热出血证。

3.熟地黄：由寒转温，由苦转甜，由清转补。可滋阴补血，益精填髓。用于肝肾阴虚。但熟地黄质厚味浓，滋腻碍脾，酒制后可借酒力行散，起到行药势、通血脉的作用。

【成品性状】

1.熟地黄：本品为类圆形或不规则厚片，切面棕黑色或乌黑色，有光泽，具黏性，菊花心，表面棕黑色或棕灰色，气微，味微甜。

2.酒地黄：本品表面乌黑亮泽，质润柔软，具黏性，味甜，略有酒香气。

❮ 何首乌 ❯

【来源】本品为蓼科植物何首乌的干燥块根。

【炮制方法】

1.何首乌：取原药材，除去杂质，洗净，稍浸泡，润透取出，切厚片或块，干燥。

2.制首乌：取净首乌片，用黑豆汁拌匀，润至黑豆汁被吸尽，放入非铁质器具中，蒸至药物内外皆呈棕褐色或黑褐色，质地变软，取出，晒至六成干，拌入剩余汁液，润至吸尽后干燥。

每100kg何首乌，用黑豆10kg。

黑豆汁的制备：取黑豆，扎碎，加水适量煮约4小时，滤过，豆渣再加水适量煮约3小时，滤过，合并两次黑豆汁。

【炮制作用】

1.何首乌：解毒消痈，润肠通便，截疟。用于疮痈，瘰疬，风疹瘙痒，肠燥便秘，久疟体虚。

2.制首乌：消除生品滑肠的副作用。补肝肾，益精血，乌须发，强筋骨，化浊降脂。用于血虚萎黄，眩晕耳鸣，须发早白，腰膝酸软，肢体麻木，崩漏带下，高脂血症。

【成品性状】本品为不规则厚片或块，表面呈棕褐色至黑褐色，断面角质样，质坚硬，味微甜。

（二）煮制法

1.含义

煮制法是将净制后的药材加辅料或不加辅料放入锅内，加适量清水同煮的方法。

2.目的

（1）降低或消除药物的毒副作用。

（2）改变药性，增强疗效。

（3）清洁药物。

3.操作方法

（1）将煮制容器和盛药容器洗净备用；

（2）将药材除去杂质，筛去碎屑，大小分档；

（3）将净药材置洁净容器内，按要求加入一定量的辅料或水与药物拌匀，润透（用黄酒润制药物时需加盖密闭）；

（4）放入锅内，加水没过药面，煮至规定程度，取出置洁净的容器内；

（5）清洗煮锅和其他容器。

4.工艺流程

煮制法操作工艺流程如图7-2所示。

5.注意事项

（1）药材应大小分档。

（2）加入水量应适宜。一般加水使液面淹过药面或平药面即可。

（3）注意调节火力。一般先用武火煮至沸腾，再改用文火，保持微沸。煮制中途需加水时，应加沸水。

（4）煮好后的药材应及时晒干或烘干。

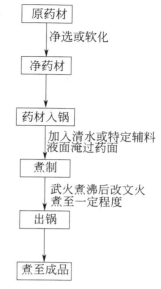

图 7-2　煮制法操作工艺流程

❮　川　乌　❯

【来源】本品为毛茛科植物乌头的干燥母根。

【炮制方法】

1.川乌：取原药材，除去杂质，洗净灰屑，晒干。

2.制川乌：取净川乌，用水浸泡至内无干心，取出，加水煮沸4～6小时或蒸6～8小时，至取大个及实心者切开无白心，口尝微有麻舌感时，取出，晾至六成干，切厚片，干燥。

【炮制作用】

1.川乌：有大毒，多外用于风冷牙痛、疥癣、痈肿。

2.制川乌：毒性降低，可供内服。用于风寒湿痹，肢体疼痛，麻木不仁，心腹冷痛，疝痛，跌扑剧痛。

【成品性状】本品为不规则或长三角形厚片，切面黑褐色或黄褐色，有灰棕色多角形环纹，有光泽，体轻，质脆，气微，微有麻舌感。

❮　远　志　❯

【来源】本品为远志科植物远志或卵叶远志的干燥根。

【炮制方法】

1. 远志：取原药材，除去杂质，略洗，润透，切段，干燥。

2. 制远志：取甘草，用适量水煎煮两次，合并煎液浓缩至甘草量的10倍，再加入净远志，用文火煮至汤被吸尽，取出，干燥。

每100kg远志，用甘草6kg。

【炮制作用】

1. 远志：味苦辛，性燥，有刺喉感，多外用涂敷。用于痈疽肿毒，乳房肿痛。

2. 制远志：味变略甜，缓和燥性，消除了刺喉感，长于安神益智。用于心神不安，惊悸，失眠，健忘。

【成品性状】本品为圆柱形小段，表面黄棕色，味微甜，嚼之无刺喉感。

（三）燀制法

1. 含义

燀制法是将待炮制药材在沸水中短时间浸煮的方法。

2. 目的

（1）利于保存有效成分。

（2）除去非药用部位。

（3）分离不同药用部位。

3. 操作方法

（1）将多量清水加热至沸腾；

（2）将药材连同具孔盛器，一齐投入沸水中；

（3）稍微翻烫片刻（约5～10分钟），至种皮微膨胀、易于挤脱时，立即取出；

（4）浸漂于冷水中，捞起，搓开种皮与种仁，晒干；

（5）簸去或筛去种皮，将净种仁置洁净容器内；

（6）清洗蒸锅和其他容器。

4. 注意事项

（1）水量要大，一般为药量的10倍以上。

（2）待水沸后投药，加热时间以5～10分钟为宜。

（3）去皮后，宜当天晒干或低温烘干。

◁ 苦杏仁 ▷

【来源】本品为蔷薇科植物山杏、西伯利亚杏、东北杏或杏的干燥成熟种子。

【炮制方法】

1.苦杏仁：取原药材，除去杂质，用时捣碎。

2.燀苦杏仁：取净杏仁置 10 倍量沸水中略煮，加热约 5 分钟，至种皮微膨胀鼓起时，立即捞出，用凉水浸泡，取出，搓开种皮与种仁，干燥，筛去种皮。用时捣碎。

【炮制作用】

1.苦杏仁：味苦，性微温而质润，有小毒。长于润肺止咳，润肠通便。多用于新病咳喘，肠燥便秘。

2.燀苦杏仁：降低毒性，除去非药用部位，便于有效成分煎出，同时杀酶保苷，保存药效。

【成品性状】本品表面呈乳白色，无种皮，有特殊香气，味苦。

‹ 白扁豆 ›

【来源】本品为豆科植物扁豆的干燥成熟种子。

【炮制方法】

1.白扁豆：取原药材，除去杂质，用时捣碎。

2.扁豆衣：取净扁豆置沸水中稍煮，至皮软时，立即捞出，凉水中稍泡，取出，搓开种皮与种仁，干燥，筛取种皮。

【炮制作用】

1.白扁豆：清暑，化湿力强。用于暑湿和消渴。

2.扁豆衣：分离不同的药用部位，增加药用品种。

【成品性状】本品为不规则的卷缩状种皮，乳白色，质脆易碎。

五、综合评定

（一）设备操作评定

设备操作评定见表 7-1 所示。

表 7-1　蒸制、煮制设备操作实训综合评定表

评定内容	技能项目	技能要求	分值	实得分
准备	工作服、精神状态	工作服穿着整齐 衣帽清洁 双手清洁 指甲合格 有良好的精神状态	10	

续表

评定内容	技能项目	技能要求	分值	实得分
整理	用具准备	取用适合的用具，摆放整齐有序	10	
操作	多功能蒸煮锅使用	依据操作规范进行操作，违规扣分	30	
维护	多功能蒸煮锅维护	对设备、零件进行清理	30	
安全	多功能蒸煮锅安全操作	安全使用	20	
总分			100	

（二）评定结果

评定结果见表 7-2 所示。

表 7-2 蒸煮焯法实训综合评定表

评定内容	技能项目	技能要求	分值	实得分
准备	工作服、精神状态	工作服穿着整齐 衣帽清洁 双手清洁 指甲合格 有良好的精神状态	5	
	药材净制、分档	能采用正确方法净制 分档合理	10	
	用具准备	取用适合的用具 摆放整齐、有序	5	
	辅料准备、取用量	辅料取用量适当	5	
操作	清蒸法	火力控制适当 火候控制适当	10	
	加辅料蒸法	药材待辅料被吸尽后再蒸 用黄酒润制药物时能加盖密闭 蒸制完毕，若容器内有剩余液体辅料，可在药物干燥时拌入	10	
	清水煮法	加水没过药面 先武火煮沸，后改用文火 一般煮至中心无白心、刚透心为度	10	
	加辅料煮法	一般煮至药透汁尽	10	
	焯制法	水量要大，一般为药量的 10 倍以上 待水沸后投药，加热时间以 5～10 分钟为宜 去皮后，宜当天晒干或低温烘干	10	
结果	成品	成品合格率	15	
	废弃物	废弃物处理、卫生清理	5	
	辅料	辅料回收	5	
总分			100	

课后习题

1. 单项选择题

（1）蒸后能杀酶保苷、保存药效的药物是（　　）。

A. 黄芩　　　　　　B. 黄精　　　　　　C. 地黄　　　　　　D. 川乌

（2）制远志常用的辅料是（　　）。

A. 黄酒　　　　　　B. 姜汁　　　　　　C. 甘草汁　　　　　D. 米醋

（3）具有滋阴补血、益精填髓功能的地黄炮制品是（　　）。

A. 鲜地黄　　　　　B. 生地黄　　　　　C. 熟地黄　　　　　D. 熟地炭

（4）具有补肝肾、益精血、乌须发、强筋骨作用的药物是（　　）。

A. 醋五味子　　　　B. 熟地黄　　　　　C. 酒女贞子　　　　D. 制何首乌

（5）采用焯法炮制分离不同药用部位的药物是（　　）。

A. 苦杏仁　　　　　B. 白扁豆　　　　　C. 桃仁　　　　　　D. 砂仁

（6）制何首乌常用的辅料是（　　）。

A. 黄酒　　　　　　B. 黑豆汁　　　　　C. 甘草汁　　　　　D. 米醋

2. 多项选择题

（1）常用豆腐煮的药物有（　　）。

A. 藤黄　　　　　　B. 远志　　　　　　C. 硫黄　　　　　　D. 珍珠

（2）采用煮法炮制的药物有（　　）。

A. 当归　　　　　　B. 川乌　　　　　　C. 地黄　　　　　　D. 远志

（3）采用焯法炮制的药物有（　　）。

A. 苦杏仁　　　　　B. 白扁豆　　　　　C. 桃仁　　　　　　D. 吴茱萸

（4）蒸法的目的包括（　　）。

A. 改变药物性能，扩大用药范围　　　B. 减少副作用，增强疗效

C. 保存药效，利于贮存　　　　　　　D. 矫臭矫味

实训八　复制法

一、实训目的

1. 掌握复制法的操作方法和技术要领。
2. 掌握实训药物的炮制标准以及标准判断方法。
3. 了解辅料的性质和作用。

二、辅料、器具

1. 辅料：白矾、生姜、甘草、生石灰、胆汁。

2. 器具：电磁炉、蒸锅、搪瓷盘、电子秤、切药刀、纱布。

三、实训药物

半夏、天南星。

四、实训操作

1. 含义

将净选后的药物加入一种或数种辅料，按规定操作程序反复炮制的方法。即用多种辅料或多道工序共同处理药材。

复制法历史悠久，《雷公炮炙论》中有很多药物炮制时采用复制法。随着历史的变迁，人们逐渐淘汰一些过于繁杂的方法，很多药物的炮制采用更简单、有效的工艺。现在，使用复制法的药物不多，主要有半夏、天南星等。

2. 目的

（1）降低或消除药物的毒副作用。

（2）改变药性。

（3）增强疗效。

（4）矫臭矫味。

3. 操作方法

复制法比较复杂，没有统一的炮制方法。

4. 注意事项

（1）选择合适的季节，一般春、秋为宜。

（2）在阴凉处操作，避免暴晒，注意防腐。

（3）如要加热处理，火力要均匀，水量要适当，以免糊汤。

< 半 夏 >

【来源】本品为天南星科植物半夏的干燥块茎。

【炮制方法】

1. 半夏：取原药材，除去杂质，用时捣碎。

2. 清半夏：取净半夏，大小分开，用 8% 白矾溶液浸泡至内无干心，口尝微有麻舌感，取出，洗净，切厚片，干燥。

每 100kg 半夏，用白矾 20kg。

3. 姜半夏：取净半夏，大小分开，用水浸泡至内无干心，取出；另取生姜切片煎汤，加白矾与半夏共煮透，取出，晾至半干，切薄片，干燥。

每 100kg 半夏，用生姜 25kg、白矾 12.5kg。

4.法半夏：取净半夏，大小分开，用水浸泡至内无干心，取出；另取甘草适量，加水煎煮两次，合并煎液，倒入用适量水制成的石灰液中，搅匀，加入上述已浸透的半夏，浸泡，每日搅拌 1 ～ 2 次，并保持浸液 pH12 以上，至切面黄色均匀，口尝微有麻舌感，取出，洗净，阴干或烘干。

每 100kg 半夏，用甘草 15kg、生石灰 10kg。

【炮制作用】

1.半夏：有毒。多外用，不做内服。用于疮痈肿毒。

2.清半夏：降低毒性，缓和药性。长于燥湿化痰。用于痰湿咳嗽，痰热内结。

3.姜半夏：降低毒性，缓和药性。长于降逆止呕。用于痰饮呕吐。

4.法半夏：降低毒性，缓和药性。长于祛寒痰，调和脾胃。用于痰多咳嗽，痰饮眩悸。

【成品性状】

1.清半夏：本品为椭圆形、类圆形或不规则厚片，切面淡灰色或灰白色，质脆，易折断，断面略呈角质样，气微，味微涩，微有麻舌感。

2.姜半夏：本品为棕色或棕褐色薄片，断面淡黄棕色，质硬脆，气微香，味淡，微有麻舌感。

3.法半夏：本品为淡黄色或黄色颗粒，质较松脆，气微，味淡略甘，微有麻舌感。

‹ 天南星 ›

【来源】本品为天南星科植物天南星、异叶天南星或东北天南星的干燥块茎。

【炮制方法】

1.天南星：取原药材，除去杂质，洗净，干燥。

2.制天南星：取净天南星，按大小分别用清水浸泡，每日换水 2 ～ 3 次，如水面起白沫，换水后加白矾（每 100 kg 天南星，加白矾 2 kg），泡一日后，再进行换水，至切开口尝微有麻舌感时取出。将生姜片、白矾置锅内加适量水煮沸后，倒入天南星共煮至无干心时取出，除去姜片，晾至 4 ～ 6 成干，切薄片，干燥。

每 100 kg 天南星，用生姜、白矾各 12.5 kg。

3.胆南星

（1）取制天南星细粉，加入净胆汁（或胆膏粉及适量清水）拌匀，蒸 60 分钟至透，取出放凉，制成小块，干燥。

（2）取生天南星粉，加入净胆汁（或胆膏粉及适量清水）拌匀，放温暖处，发酵7～15天后，再连续蒸或隔水炖9昼夜，每隔2小时搅拌1次，除去腥臭气，至呈黑色浸膏状，口尝无麻味为度，取出，晾干。再蒸软，趁热制成小块，干燥。

每100kg天南星细粉，用牛（或猪、羊）胆汁400kg（或胆膏粉40kg）。

【炮制作用】

1.天南星：有毒。多外用。用于疮痈肿毒。

2.制天南星：降低毒性，缓和药性。增强燥湿化痰功效。用于顽痰咳嗽。

3.胆南星：性由温转凉，味由辛变苦，改变药性，降低毒性。清化热痰，息风定惊。用于痰热咳嗽，惊风，癫痫。

【成品性状】

1.制天南星：本品为类圆形或不规则薄片，表面黄色或淡棕色，质脆易碎，断面角质样，气微，味涩，微麻。

2.胆南星：本品为棕黄色、灰棕色或棕黑色小方块或圆柱块，质硬，气微腥，味苦。

五、综合评定

综合评定见表8-1所示。

表8-1　复制法实训综合评定表

评定内容	技能项目	技能要求	分值	实得分
准备	工作服、精神状态	工作服穿着整齐 衣帽清洁 双手清洁 指甲合格 有良好的精神状态	5	
	药材净制、分档	能采用正确方法净制、分档合理	10	
	用具准备	取用适合的用具 摆放整齐、有序	5	
	辅料准备、取用量	辅料取用量适当	5	
操作	清半夏	操作熟练、控制标准适当	10	
	姜半夏	姜汁煎煮适当 操作熟练、控制标准适当	10	
	法半夏	甘草汁煎煮适当 操作熟练、控制标准适当	10	
	制天南星	操作熟练、控制标准适当	10	
	胆南星	胆汁拌入适当 操作熟练、控制标准适当	10	
结果	成品	成品合格率	15	
	废弃物	废弃物处理、卫生清理	5	
	辅料	辅料回收	5	
总分			100	

课后习题

配伍选择题

A. 生半夏　　　　B. 清半夏　　　　　C. 姜半夏　　　　　　D. 法半夏

1. 长于降逆止呕的药物是（　　）。

2. 偏于祛寒痰、调和脾胃的药物是（　　）。

3. 有毒，多外用的药物是（　　）。

4. 长于燥湿化痰的药物是（　　）。

A. 生姜　　　　　B. 白矾　　　　　　C. 甘草　　　　　　　D. 生石灰

5. 清半夏所用的辅料是（　　）。

6. 姜半夏所用的辅料是（　　）。

7. 法半夏所用的辅料是（　　）。

8. 制天南星所用的辅料是（　　）。

实训九　煨法

一、实训目的

1. 掌握煨法的操作方法和技术要领。

2. 掌握实训药物的炮制标准以及标准判断方法。

3. 了解煨法的目的与意义。

二、辅料、器具、设备

1. 辅料：面粉、滑石粉、河砂、麦麸、草纸。

2. 器具：电磁炉、炒药锅、铲子、刷子、电子秤、搪瓷盘。

3. 设备：电子恒温干燥箱。

三、实训药物

肉豆蔻、诃子、葛根、木香。

四、实训操作

1. 含义

煨法是将净制后的药物，用面皮或湿纸包裹，置于加热的滑石粉（河砂）中，或将净制后的药物直接置于加热的麦麸（滑石粉）中，或将净制后的药物，用吸油纸均匀地隔层分放，进行加热处理，以除去药物中的油脂类成分的方法。

2. 目的

（1）除去药物中部分挥发性及刺激性成分，降低药物的毒副作用。

（2）缓和药性，增强疗效。

3. 操作方法

（1）面裹煨。如肉豆蔻、诃子。

（2）纸裹煨。如葛根。

（3）隔纸煨。如木香。

（4）直接煨制。

4. 注意事项

煨制药物时，辅料用量、使用火力、操作时间与炒法有显著区别：

（1）炒制：辅料用量少，一般使用中火或武火，炒制时间短。

（2）煨制：辅料用量多，一般使用文火，煨制时间长。

＜ 肉豆蔻 ＞

【来源】本品为肉豆蔻科植物肉豆蔻的干燥种仁。

【炮制方法】

1. 肉豆蔻：取原药材，除去杂质，洗净，干燥。

2. 煨肉豆蔻

（1）面裹煨：取面粉加适量水揉成面团，压成薄片，将净肉豆蔻逐个包裹，或将净肉豆蔻表面用水湿润，以泛丸法包裹面粉 3 ~ 4 层，稍晾，倒入已炒热的滑石粉或河砂中，用文火加热，适当翻动，至面皮呈焦黄色并逸出香气时，取出，筛去滑石粉或河砂，晾凉，剥去面皮。用时捣碎。

每 100kg 肉豆蔻，用面粉 50kg。

（2）麦麸煨：将麦麸和净肉豆蔻同置锅内，用文火加热并适当翻动，至麦麸呈焦黄色，肉豆蔻呈深棕色时，取出，筛去麦麸，放凉。用时捣碎。

每 100kg 肉豆蔻，用麦麸 40kg。

（3）滑石粉煨：将滑石粉置锅内，加热炒至灵活状态，投入净肉豆蔻，翻埋至肉豆蔻呈深棕色并有香气逸出时，取出，筛去滑石粉，放凉。用时捣碎。

每 100kg 肉豆蔻，用滑石粉 50kg。

【炮制作用】

1. 肉豆蔻：富含油脂，有滑肠之弊，并具刺激性，一般多制用。

2. 煨肉豆蔻：除去部分油脂，免于滑肠，刺激性小，增强固肠止泻的功能。

多用于心腹胀痛，脾虚久泻，呕吐，宿食不消。

【成品性状】本品呈卵圆形或椭圆形，表面灰棕色或灰黄色，显油性，香气浓烈，味辛辣。

❮ 诃　子 ❯

【来源】本品为使君子科植物诃子或绒毛诃子的干燥成熟果实。

【炮制方法】

1. 诃子：取原药材，除去杂质，洗净，干燥。用时打碎。

2. 煨诃子

（1）面裹煨：取净诃子用面粉加水以泛丸法包裹 3 ~ 4 层，晒至半干，置热砂中煨炒，至面皮焦黄时，取出，剥去面皮，轧开去核取肉，放凉。

每 100kg 诃子，用面粉 50kg。

（2）麦麸煨：将麦麸和净诃子同置锅内，用文火加热并适当翻动，至麦麸呈焦黄色、诃子呈深棕色时，取出，筛去麦麸，轧开去核取肉，放凉。

每 100kg 诃子，用麦麸 30kg。

【炮制作用】

1. 诃子：涩肠止泻，敛肺止咳，降火利咽。用于久泻久痢，便血脱肛，肺虚咳嗽，久咳不止，咽痛音哑。

2. 煨诃子：减弱清泻作用，增强收涩作用。长于固肠止泻。

【成品性状】本品呈不规则块状，表面深黄棕色，光泽明显，质稍坚实，气特异，味酸涩后甜。

❮ 葛　根 ❯

【来源】本品为豆科植物野葛的干燥根。

【炮制方法】

1. 葛根：取原药材，除去杂质，洗净，润透，切厚片或丁，晒干。

2. 煨葛根

（1）纸裹煨：取净葛根，用湿纸包裹 3 ~ 4 层，埋入无烟热火灰中，煨至纸呈焦黑色、葛根呈微黄色时，取出，去纸，放凉。

（2）麦麸煨：取麦麸置锅内，用文火加热至有烟产生时，放入净葛根，适当翻动，至葛根呈焦黄色时，取出，筛去麦麸，放凉。

每 100kg 葛根，用麦麸 30kg。

【炮制作用】

1. 葛根：长于解肌退热，生津，透疹。用于热病口渴，麻疹。

2. 煨葛根：发散作用减弱，止泻作用增强。用于湿热泻痢，脾虚泄泻。

【成品性状】本品为不规则厚片，表面深黄色，质坚硬，气香，味微甜。

< 木 香 >

【来源】本品为菊科植物木香的干燥根。

【炮制方法】

1. 木香：取原药材，除去杂质，洗净，润透，切厚片，晾干。

2. 煨木香：取未干燥的净木香片，以一层吸油纸、一层木香片间隔平铺数层，压紧，放入烘箱中，煨至木香所含挥发油渗透到纸上，取出，放凉，去掉吸油纸。

【炮制作用】

1. 木香：富含挥发油。行气止痛，健脾消食。多用于脘腹胀痛。

2. 煨木香：除去部分挥发油，辛散性减弱，固肠止泻作用增强。多用于脾虚泄泻，肠鸣腹痛。

【成品性状】本品为类圆形或不规则厚片，切面棕黄色，气微香。

五、综合评定（表 9-1）

综合评定见表 9-1 所示。

表 9-1　煨法实训综合评定表

评定内容	技能项目	技能要求	分值	实得分
准备	工作服、精神状态	工作服穿着整齐 衣帽清洁 双手清洁 指甲合格 有良好的精神状态	5	
	药材净制、分档	能采用正确方法净制、分档合理	10	
	用具准备	取用适合的用具 摆放整齐、有序	5	
	辅料准备、取用量	辅料取用量适当	5	
操作	面裹煨	面皮包裹药物操作熟练 面皮厚薄适当、表面光洁 滑石粉或河砂预热适当 控制标准适当	15	

评定内容	技能项目	技能要求	分值	实得分
操作	纸裹煨	用纸包裹药物操作正确 热火灰无烟控制适当 操作标准	15	
	隔纸煨	药片与纸间隔铺放操作正确 控制标准适当	15	
结果	成品	成品合格率	20	
	废弃物	废弃物处理、卫生清理	5	
	辅料	辅料回收	5	
总分			100	

课后习题

配伍选择题

A. 木香　　　　B. 诃子　　　　　　C. 肉豆蔻　　　　　D. 葛根

1. 面裹煨的药物是（　　）。
2. 纸裹煨的药物是（　　）。
3. 隔纸煨的药物是（　　）。

实训十　发芽、发酵法

一、实训目的

1. 掌握发芽、发酵法的操作方法和技术要领。
2. 掌握实训药物的炮制标准以及标准判断方法。

二、器具、设备

1. 器具：木制模具、漏水容器、砂锅、蒸锅、陶罐、盆。
2. 设备：恒温发酵箱。

三、实训药物

1. 发芽法代表药物：麦芽。
2. 发酵法代表药物：六神曲、淡豆豉。

四、实训操作

1. 含义

（1）发芽法：将净选后的新鲜成熟的果实或种子，在一定的温度和湿度条件下，促使萌发幼芽的方法。

（2）发酵法：经净制或处理的药物，在一定的温度和湿度条件下，由于霉菌和酶的催化分解作用，使药物发泡、生衣的方法。

2. 目的

（1）改变原有性能，产生新的治疗作用，扩大用药品种。

（2）增强疗效。

3. 操作方法

（1）发芽法：准备→浸泡药材→发芽→干燥。

（2）发酵法

① 制曲工艺：准备→制湿颗粒→制药块→发酵→干燥。

② 制豆豉工艺：准备→蒸豆→初发酵→后发酵→干燥。

4. 注意事项

（1）选择新鲜、成熟、饱满、发芽率在 85% 以上的种子和果实。

（2）浸泡种子，每天淋水降温，含水量保持在 42% ～ 45%，温度控制在 18 ～ 25℃。

（3）芽长以 0.2 ～ 1.0 cm 为标准，达到要求后及时干燥处理。

（4）发酵操作，最关键是控制发酵条件。发酵的最佳温度是 30 ～ 37℃，最佳相对湿度是 70% ～ 80%。软材以"握之成团，指间可见水迹，轻击即散"为宜。

（5）原料在发酵前应进行杀菌、杀虫处理，以防杂菌感染。

（6）发酵过程必须一次完成，不能中断。

‹ 麦 芽 ›

【来源】本品为禾本科植物大麦的成熟种子，经发芽、干燥制成。

【炮制方法】

1. 麦芽：取净大麦，清水浸泡 3 ～ 4 小时，捞出，置漏水容器中，盖好，每日淋水 2 ～ 3 次，待芽长 0.5cm 时，取出，晒干。

2. 炒麦芽：取净麦芽，文火，炒至表面棕黄色，鼓起，有香气，取出，晾凉。

3. 焦麦芽：取净麦芽，中火，炒至外表焦褐色，鼓起，有焦香气，爆裂声，取出，摊凉。

【炮制作用】

1.生麦芽：消食和胃，疏肝通乳。用于消化不良，乳汁郁积。

2.炒麦芽：长于行气、消食、回乳。用于脘腹胀满、食积不化（米面淀粉类）以及产后回乳。

3.焦麦芽：长于消食、化积、止泻。用于食积泄泻。

【成品性状】

1.麦芽：呈梭形，有外稃包裹。基部有数条须根及幼芽。幼芽披针形，须根纤细。表面淡黄色，质硬，气微，味微甜。

2.炒麦芽：表面棕黄色或深黄色，偶有焦斑，质硬，气香，味微甜。

3.焦麦芽：表面焦褐色或焦黄色，偶见爆裂，质硬脆，气焦香，味甘。

‹ 六神曲 ›

【来源】本品为赤小豆、苦杏仁、青蒿、辣蓼草、苍耳草等药加入面粉混合后，经发酵制成的曲剂。

【炮制方法】

1.将赤小豆、苦杏仁粉碎成粉末（或煮烂碾成泥状），与面粉混合均匀；

2.将鲜青蒿、鲜辣蓼草、鲜苍耳草洗净、切段，加水煎煮，过滤，取汁；

3.将煎煮所得药汁加入药粉中，混合均匀，制成软材；

4.将制好的软材填入木制模具中，压制成一定规格的方块；

5.用苘麻叶或者草纸包裹药块，放入发酵箱内或适宜的容器中，按品字形堆放，上面用已经煎煮过的三种药物的药渣覆盖，进行发酵；

6.保持温度 30 ～ 37℃，相对湿度控制在 70% ～ 80%，经 4 ～ 6 天，待药块表面长出黄白色霉衣时，取出已经发酵好的药块，去掉包裹材料，干燥，即得。

每 100kg 面粉，用苦杏仁、赤小豆各 4 kg，鲜青蒿、鲜辣蓼草、鲜苍耳草各 7kg。

【炮制作用】六神曲味甘、辛，性温，归脾、胃经。具有健脾开胃，解表散寒的作用。用于感冒食滞。

【成品性状】本品表面呈棕黄色，粗糙，可见黄白色霉菌生长的斑块。质稍坚实，略具弹性。有特异醇香味。

‹ 淡豆豉 ›

【来源】本品为豆科植物大豆的成熟种子的发酵加工品。

【炮制方法】

1.取桑叶、青蒿，加水煎煮，过滤；

2.煎液与净大豆拌匀，待煎液被吸尽后，置蒸制容器内蒸透，取出，稍晾；

3.上盖煎过的桑叶、青蒿药渣，闷至发酵，长满黄衣时，取出，除去药渣，洗净；

4.置陶制容器内闷15～20天，待充分发酵，香气溢出时，取出，略蒸，干燥，即得。

每100 kg 大豆，用桑叶、青蒿各7～10 kg。

【炮制作用】淡豆豉味辛、甘，微苦，性寒，归肺、胃经。具有解表除烦的作用。用于伤风感冒、发热恶寒、头痛或胸中烦闷、虚烦不眠。

【成品性状】本品形如黑豆，表面黑色，皱缩不平，断面棕黑色，质柔韧，气香，味微甘。

五、综合评定

综合评定见表 10-1 所示。

表 10-1　发芽、发酵法实训综合评定表

评定内容	技能项目	技能要求	分值	实得分
准备	工作服、精神状态	工作服穿着整齐 衣帽清洁 双手清洁 指甲合格 有良好的精神状态	5	
	用具、设备	用具选用正确、设备调试正确	5	
操作	发芽	发芽条件控制适宜 芽长符合要求	15 10	
	发酵	原料称量准确 滤液煎煮得当 发酵条件控制适宜	10 10 15	
结果	标准	发芽率符合要求 发酵完全，一次完成 干燥度符合要求	10 10 10	
总分			100	

课后习题

1.一般发酵的相对湿度应控制在（　　）。

A. 42%～45%　　B. 50%～60%　　　C. 60%～70%　　　D. 70%～80%

2.发酵法较适宜的温度为（　　）。

A. 20～30℃　　　B. 30～37℃　　　C. 18～25℃　　　D. 35～40℃

3. 常采用发酵法炮制的药物是（　　）。

A. 神曲　　　　　B. 淡豆豉　　　　C. 半夏曲　　　　D. 麦芽

4. 采用发芽法炮制药物，要求发芽率应达到（　　）。

A. 85% 以下　　　B. 85% 以上　　　C. 80% 以下　　　D. 80% 以上

实训十一　制霜法

一、实训目的

1. 掌握去油制霜法和渗析制霜法的操作方法和技术要领。
2. 掌握实训药物的炮制标准以及标准判断方法。
3. 了解制霜的目的和意义。

二、辅料、器具

1. 辅料：芒硝。
2. 器具：压榨器、吸油纸、无釉瓦罐、托盘、竹签。

三、实训药物

1. 去油制霜法代表药物：巴豆霜。
2. 渗析制霜法代表药物：西瓜霜。

四、实训操作

药物通过去油、渗析或其他方式处理，制成松散粉末或析出细小结晶的炮制方法，称为制霜法。

根据操作方法不同可分为去油制霜法和渗析制霜法。

（一）去油制霜法

1. 含义：药物经过适当加热去油制成松散粉末的方法。
2. 目的
（1）降低毒性，缓和药性。如巴豆霜。
（2）降低副作用。如柏子仁。
3. 操作方法：准备→碾压成泥→压榨去油→研散。
4. 注意事项

（1）制备巴豆霜时应戴口罩和手套，注意劳动保护。

（2）制备完成后，可用冷水洗涤皮肤裸露部分，以免皮肤沾上巴豆油。如果感觉皮肤有刺痒感，应立即用紫草油涂抹局部；如果感觉咽喉有刺痒感，应口服绿豆银花汤；如果出现腹泻，应服用冷粥缓解症状，并及时就医。

（3）药物要加热，吸油纸要勤换，以使油脂充分吸出。

（4）用过的吸油纸要及时处理，以免误用。

＜ 巴 豆 ＞

【来源】本品为大戟科植物巴豆的成熟果实。

【炮制方法】

1. 巴豆：取原药材，除去杂质，浸湿后用稠米汤或稠面汤拌匀，置日光下暴晒或烘裂，搓去皮，筛取净仁。

2. 巴豆霜

（1）取净巴豆仁，碾烂如泥状，用多层吸油纸包裹，加热微烘，压榨去油，反复数次，至松散成粉不再粘成饼为度，取出，研细。

（2）取净巴豆仁，碾烂后测定脂肪油含量，加适量的淀粉，使脂肪油含量符合规定，混匀，即得。

【炮制作用】

1. 巴豆：味辛，性热，有大毒，归胃、大肠经。具有峻下积滞、逐水消肿、豁痰利咽、攻毒蚀疮的作用。泻下力峻猛，一般外用，治疗疮癣。

2. 巴豆霜：降低毒性，缓和泻下作用。可供内服，用于寒积便秘、乳食停滞、腹水、喉痹等。

【成品性状】本品为淡黄色松散粉末，性滞腻，微显油性，味辛辣。

（二）渗析制霜法

1. 含义：药物与物料经过加工析出细小结晶的方法。

2. 目的：制造新药，增强疗效。如西瓜霜。

3. 操作方法：准备→填装→收集。

4. 注意事项：宜在秋凉季节进行，更容易析出结晶。

＜ 西瓜霜 ＞

【来源】本品为葫芦科植物西瓜的成熟新鲜果实与芒硝混合后，采用渗析制霜法制得的药物。

【炮制方法】

1.取新鲜西瓜，沿蒂头切一厚片作顶盖，挖去部分瓜瓤，将芒硝填入瓜内，盖上顶盖，用竹签插牢，放入托盘内，悬挂于阴凉通风处，待西瓜表面析出白霜时，随时刮下，直至无白霜析出为止。

2.取新鲜西瓜，洗净，切碎，放入无釉瓦罐内，一层西瓜一层芒硝分层铺放，将口封严，悬挂于阴凉通风处，待瓦罐表面析出白霜时，随时刮下，直至无白霜析出为止。

每 100 kg 西瓜，用芒硝 15 kg。

【炮制作用】味咸，性寒，归肺、胃经。具有清热泻火、消肿止痛的作用。用于咽喉肿痛、口舌生疮。

【成品性状】本品为白色结晶状粉末，气微，味咸，有清凉感。

五、综合评定

综合评定见表 11-1 所示。

表 11-1　制霜法实训综合评定表

评定内容	技能项目	技能要求	分值	实得分
准备	工作服、精神状态	工作服穿着整齐 衣帽清洁 双手清洁 指甲合格 有良好的精神状态	10	
	用具、材料准备	用具选用正确、材料准备充分	10	
操作	碾压	碾压均匀，无颗粒状物	20	
	包裹	用吸油纸包裹层数适当、松紧适度	15	
	压榨	压榨用力均匀，无死角	15	
	换纸	换纸时机掌握恰当	10	
	渗析	渗析操作正确	10	
结果	标准	制得的药物符合要求	10	
总分			100	

课后习题

选择题

1.西瓜霜的成品颜色为（　　　　）。

A. 白色　　　　　B. 灰白色　　　　　C. 乳白色　　　　　D. 黄白色

2. 巴豆制霜的方法是（　　）。

A. 渗析制霜　　　B. 去油制霜　　　　C. 煎煮制霜　　　　D. 升华制霜

3. 巴豆制霜的炮制目的不包括（　　）。

A. 增强疗效　　　　　　　　　　　B. 降低毒性

C. 使巴豆毒素变性失活　　　　　　D. 缓和泻下作用

实训十二　净提法

一、实训目的

1. 掌握净提法的操作方法和技术要领。

2. 掌握实训药物的炮制标准以及标准判断方法。

二、辅料、器具、设备

1. 辅料：萝卜、米醋。

2. 器具：抽滤瓶、漏斗、滤纸、蒸锅、搪瓷盆、搪瓷盘。

3. 设备：水浴锅。

三、实训药物

芒硝、硇砂。

四、实训操作

1. 含义

某些矿物类药，经过溶解、过滤、重结晶处理，用以除去杂质使之纯净的方法，称为净提法。

2. 目的

（1）纯净药物。如芒硝。

（2）缓和药性，降低毒性。如硇砂。

3. 操作方法

（1）降温结晶（冷结晶）：如芒硝。

准备→溶解药物→冷却结晶→取出结晶→干燥。

（2）蒸发结晶（热结晶）：如硇砂。

准备→溶解→蒸发溶剂→取出结晶→干燥。

4. 注意事项

（1）采用降温结晶法时，需在高温状态下使溶液成饱和或超饱和状态，以利于形成更多的结晶体。

（2）采用蒸发结晶法时，须随时取出形成的结晶，以免影响后续结晶体的形成。

（3）芒硝极易风化，干燥应在阴凉避风处进行，炮制后要及时装袋密封。

＜　芒　硝　＞

【来源】本品为硫酸盐类矿物芒硝族芒硝，经加工精制而成的结晶体。主要成分为含水硫酸钠。

【炮制方法】

1. 朴硝（皮硝）：取原药材，除去杂质。

2. 芒硝：取新鲜萝卜，洗净，切片，置锅中，加适量水煮透，加入天然芒硝（朴硝）共煮，至全部溶化，过滤或澄清，取滤液或上清液，放冷，待结晶大部分析出后，取出，置避风处适当干燥，即得。其结晶母液经浓缩后可继续析出结晶，直至不再析出结晶为止。

每 100 kg 朴硝，用萝卜 20 kg。

【炮制作用】

1. 朴硝：味苦、咸，性寒，归胃、大肠经。具有泻热通便，润燥软坚，清火消肿的作用。质地不纯，不宜内服，以消积散痛见长，多外用于乳痛。

2. 芒硝：与萝卜共煮，提高药物纯净度，缓和其咸寒之性，增强润燥软坚、泻下通便之功。用于实热便秘，大便燥结，积滞腹痛，肠痈肿痛。

【成品性状】本品为棱柱状、长方形或不规则结晶体，无色透明或类白色半透明，质脆，易碎，断面显玻璃样光泽，气微，味咸。

＜　硇　砂　＞

【来源】本品为氯化物类卤砂族矿物硇砂的晶体或人工制成品。

【炮制方法】

1. 硇砂：取原药材，除去杂质，砸成小块。

2. 醋硇砂：取净硇砂块，置沸水中溶化，过滤后倒入搪瓷盆中，加入适量醋，将搪瓷盆放于水浴锅内，隔水加热蒸发水分，当液面出现结晶时随时捞起，直至无结晶析出为止，干燥，即得。或将上法滤过所得的滤液置锅中，加入适量醋，加热蒸发至干，取出。

每100kg硇砂，用米醋50kg。

【炮制作用】

1. 硇砂：具有毒性，只限外用。用于息肉，赘疣，瘰疬，痈肿，恶疮。

2. 醋硇砂：纯净药物，降低毒性，增强软坚化瘀、消癥散结之功。用于癥瘕痃癖、噎膈反胃，外治目翳。现多用于治疗各种恶性肿瘤。

【成品性状】本品为灰白色结晶性粉末，味咸、苦。

五、综合评定

综合评定见表12-1所示。

表 12-1 净提法实训综合评定表

评定内容	技能项目		技能要求	分值	实得分
准备	工作服、精神状态		工作服穿着整齐 衣帽清洁 双手清洁 指甲合格 有良好的精神状态	10	
	用具、材料准备		用具选用正确、材料准备充分	10	
操作	芒硝	萝卜汤制备、过滤	萝卜切制、煮制、过滤操作正确	15	
		溶化朴硝	溶化完全，过滤操作正确	10	
		静置析晶	放置位置适当	10	
	硇砂	溶化、过滤	溶化、过滤操作正确	10	
		米醋用量	米醋用量准确	10	
		捞取结晶	捞取结晶操作正确	10	
结果	标准		结晶大小均匀，表面无水	15	
总分				100	

课后习题

下列关于芒硝炮制的叙述，错误的是（　　）。

A. 芒硝与萝卜共煮，可提高芒硝的纯净度

B. 芒硝与萝卜共煮，可提高芒硝的产物

C. 芒硝与萝卜共煮，可增强润燥软坚、消导作用

D. 芒硝与萝卜共煮，可以缓和咸寒之性

实训十三 水飞法

一、实训目的

1. 掌握水飞法的操作方法和技术要领。
2. 掌握实训药物的炮制标准以及标准判断方法。

二、器具

乳钵、搪瓷盆、滤纸。

三、实训药物

朱砂、雄黄。

四、实训操作

1. 含义

某些不溶于水的矿物药，利用粗细粉末在水中的悬浮性不同，通过在水中反复研磨、分离制备极细腻粉末的方法，称为水飞法。

2. 目的

（1）洁净药物，降低毒性 水飞过程中可将不能悬浮的密度大、毒性强的重金属去除，如朱砂；还可将溶于水的剧毒物质倾出，如雄黄。

（2）药物质地细腻，利于内服外用 内服提高药物生物利用度，如珍珠；外用有利于药物吸收，减少刺激性，如雄黄、炉甘石。

（3）防止粉尘飞扬，避免污染环境，减少药物损耗。

3. 操作方法

准备→粗研磨→加水研磨→加水混悬→静置沉淀→干燥。

4. 注意事项

（1）在研磨过程中，水量宜少。

（2）搅拌混悬时，加水量宜大，以除去溶解度小的有毒物质或杂质。

（3）倾出混悬液时，操作应仔细，避免将容器底部粗颗粒倾倒入混悬液中。

（4）乳钵底部出现异色颗粒或者水液不再浑浊时，表示药物已经水飞完成。

（5）朱砂、雄黄粉碎要忌铁器，干燥时温度不宜过高。

‹ 朱 砂 ›

【来源】本品为硫化物类矿物辰砂族辰砂，主要成分为硫化汞。

【炮制方法】取原药材，适当粉碎，用磁铁吸尽铁屑。置乳钵中，加入少量清水研磨成糊状，再加多量的水搅拌混悬，倾取混悬液。下沉部分再按上法反复操作数次，直至乳钵底部剩余的药物出现异色为止。合并混悬液，静置后分取沉淀，晾干，研散。

【炮制作用】味甘，性微寒，有毒，归心经。具有清心镇惊，安神解毒的作用。水飞后可以洁净药物，降低毒性，使药物质地细腻，便于制剂和服用。

【成品性状】本品为鲜红色或暗红色极细粉，体较重，手指捻无颗粒感，气微，味淡。

‹ 雄 黄 ›

【来源】本品为硫化物类矿物雄黄族雄黄，主要成分为二硫化二砷。

【炮制方法】取原药材，除去杂质。置乳钵中，研成细粉，加入少量清水研磨成糊状，再加多量的水搅拌混悬，倾取混悬液。下沉部分再按上法反复操作数次，直至乳钵底部剩余的药物出现异色为止。合并混悬液，静置后分取沉淀，晾干，研散。

【炮制作用】味辛，性温，有毒，归肝、大肠经。具有解毒杀虫，燥湿祛痰的作用。水飞后可以洁净药物，降低毒性，使药物质地细腻，便于制剂。

【成品性状】本品为橙黄色无光泽细粉，手捻细腻，臭味较弱，味淡。

五、综合评定

综合评定见表 13-1 所示。

表 13-1 水飞实训综合评定表

评定内容	技能项目	技能要求	分值	实得分
准备	工作服、精神状态	工作服穿着整齐 衣帽清洁 双手清洁 指甲合格 有良好的精神状态	5	
	用具、材料准备	用具选用正确、材料准备充分	5	

续表

评定内容	技能项目	技能要求	分值	实得分
操作	研磨	研磨方法正确、时间足够	10	
	加水研磨	加水量适当、研磨成糊状	15	
	加水混悬	加水量适当、搅拌方式正确	15	
	倾出混悬液	倾出方法正确	10	
	反复操作	反复次数合理，残余药物少	10	
	静置沉淀	静置后水液无色	10	
	干燥、研散	沉淀干燥方法正确、研磨适当	10	
结果	标准	成品色泽均匀、细腻	10	
总分			100	

课后习题

1. 采用水飞法炮制的中药有（　　　）。

A. 雄黄　　　　　　B. 朱砂　　　　　　C. 硇砂　　　　　　D. 芒硝

2. 水飞法的炮制目的包括（　　　）。

A. 去除杂质，洁净药物　　　　　　B. 使药物质地细腻

C. 去除毒性成分　　　　　　D. 改变药性

课后习题答案

第一章

第一节 概述

1.B　2.A　3.《雷公炮炙论》

第二节 中药炮制辅料

1. 蜜炙

2. 肝经

3. 酒炙

4. 盐炙

5. 增强温中和胃功效　增强止呕止血作用　降低药物刺激性

6. 发散表寒　温中止呕　解毒

7.C

第三节 中药炮制的目的

1. C　2. E　3. D

4. A　5. B　6. E　7. D　8. C

第二章

实训一 净选法

1.（1）一　成团的花朵

（2）碎叶片　一

（3）二　大小分档

2. 药材置簸箕内，两手握住簸箕边缘均匀用力，通过扬、簸、摆将杂质除去。

3.（1）心　（2）核　（3）枝梗　（4）皮壳　（5）毛　（6）芦头

4. 目的：（1）分离药用部位；（2）进行大小分档；（3）除去非药用部位；

（4）除去泥砂杂质及虫蛀霉变品。方法：常采用挑选、筛选、风选、水选等

方法。

实训二 切制法

1.（1）A　0.5

（2）BG　1~2

（3）CH　2~4

（4）DI　D　2～3　I　5~10

（5）EJ

（6）FK

2.（1）利于煎出有效成分；（2）利于炮制；（3）利于调配和制剂；（4）利于鉴别；（5）利于贮存。

实训三　清炒法

1.（1）D　（2）C　（3）C　（4）C

2.（1）BC　（2）AD　（3）A　（4）D　（5）B　（6）C　（7）D

3.（1）ABC　（2）AC

4.（1）炒黄　炒焦　炒炭

（2）文火　中火　武火

（3）对比看　听爆声　看断面　闻香气

5.（1）增强疗效；降低或消除毒副作用；缓和药性或改变药性；易于粉碎和煎出有效成分；便于净制、利于贮存、矫臭矫味。

（2）"炒炭存性"是中药炮制从古至今表征炭药质量的口头标准。炒炭必须存性，即使之外部炭化，内部保留其固有的药性，不可全部炭化乃至灰化，才可发挥止血止泻的作用。

（3）炒黄代表药物：王不留行、莱菔子、决明子、苍耳子；

炒焦代表药物：山楂、栀子；

炒炭代表药物：槐花、蒲黄、干姜。

实训四　加固体辅料炒法

1.（1）A　（2）B　（3）C　（4）D　（5）C

2.（1）B　（2）F　（3）CDF　（4）A　（5）E

3.（1）AD　（2）ABCD　（3）ABCD

4.（1）10kg　20kg　20~30kg　40~50kg　30~50kg　能掩盖药物

（2）药物　加深　米　米呈焦黄色或焦褐色

（3）眼镜　口罩　冷水　热水　及时妥善处理

5.（1）增强疗效；降低毒性；缓和药性；便于粉碎；矫臭矫味。

（2）炮制方法：用中火将锅烧红，倒入定量的麦麸，翻炒至冒青烟时，倒入净苍术片，不断翻炒，炒至药物转微黄色或黄色时，出锅，筛去麦麸，摊凉（每100kg苍术，用麦麸10kg）。

炮制作用：辛散力减弱，燥性有所缓和，气变芳香，增强健脾燥湿作用。用于脾胃不和，痰饮停滞，青盲雀目。

（3）取蛤粉置热锅内，用中火加热至灵活状态，放入阿胶丁（约10mm^3），不断翻埋，烫至阿胶丁鼓起呈圆球形，内无"溏心"，颜色由乌黑转为深黄色，表面附着一层薄薄的蛤粉时，迅速取出，筛去蛤粉，放凉（每100kg阿胶，用蛤粉30~50kg）。

实训五　炙法

1.（1）B　（2）B　（3）C　（4）B　（5）D　（6）B　（7）B　（8）B　（9）A（10）B　（11）A

2.（1）C　（2）F　（3）A　（4）D　（5）B　（6）E

3.（1）ABC　（2）ABCD　（3）ABD　（4）ABCD

4.（1）活血祛瘀　祛风通络　性味苦寒　疏肝解郁　散瘀止痛　攻下逐水　　　　祛痰止咳　降逆止呕　止咳平喘　补脾益气

（2）补肝肾　强筋骨　安胎　滋阴降火

5.（1）根据辅料的不同，炙法可以分为酒炙法、醋炙法、盐炙法、姜炙法、蜜炙法和油炙法。

酒炙代表药物：黄连、大黄、当归、白芍；

醋炙代表药物：柴胡、香附、延胡索；

盐炙代表药物：黄柏、杜仲、知母；

姜炙代表药物：厚朴、竹茹；

蜜炙代表药物：甘草、麻黄、枇杷叶；

油炙代表药物：淫羊藿。

（2）先加辅料后炒药：将净选或切制后的药物与一定量的辅料拌匀，稍闷润，待辅料被吸尽后将药物置温度适宜的炒制容器内，用文火炒制一定程度或炒干，取出，放凉。

先炒药后加辅料：将净选或切制后的药物按照"清炒法"炒至一定程度，迅速洒入液体辅料并继续翻炒，使辅料与药物充分混匀，炒至干燥，取出，放凉。

实训六　煅法

1.（1）B　（2）D

2.（1）AD　（2）BE　（3）C　（4）AD　（5）C　（6）E

3.（1）ABCD　（2）ACD　（3）ABC

4.（1）明煅法　煅淬法　煅炭法

（2）深黄色　滚沸

实训七　蒸、煮、燀法

1.（1）A　（2）C　（3）C　（4）D　（5）B　（6）B

2.（1）ACD　（2）BD　（3）ABC　（4）ABC

实训八　复制法

1.C　2.D　3.A　4.B　5.B　6.AB　7.CD　8.AB

实训九　煨法

1.BC   2.D   3.A

实训十   发芽、发酵法

1.D   2.B   3.ABC   4. B

实训十一   制霜法

1.A   2.B   3.A

实训十二   净提法

B

实训十三   水飞法

1.AB   2.ABC

参考文献

［1］ 于江泳，张村．全国中药饮片炮制规范辑要［M］．北京：人民卫生出版社，2016．
［2］ 南京中医药大学．中药大辞典［M］．2 版．上海：上海科学技术出版社，2006．
［3］ 叶定江，原思通．中药炮制学辞典［M］．上海：上海科学技术出版社，2005．
［4］ 冯建华，郑小吉．中药炮制技术［M］．3 版．北京：中国医药科技出版社，2021．

中药炮制实训指导　　彩图

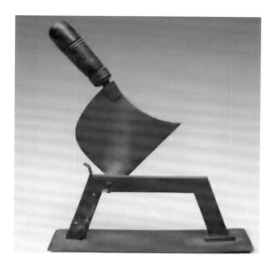

彩图 2-1　切药刀（铡刀）

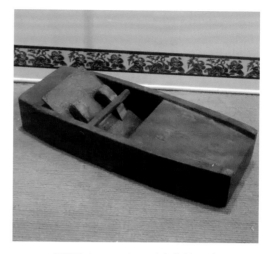

彩图 2-2　雷公刨（药刨）

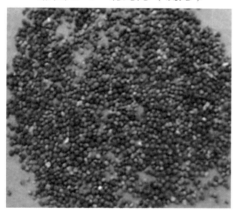

彩图 3-2　王不留行生品

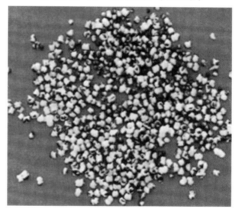

彩图 3-3　王不留行炒品

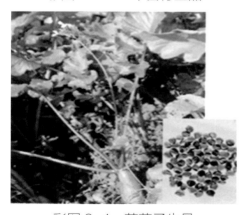

彩图 3-4　莱菔子生品

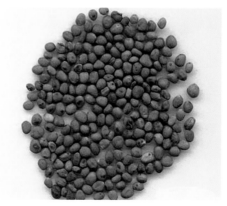

彩图 3-5　莱菔子炒品

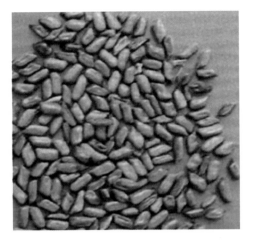

彩图 3-6　决明子生品

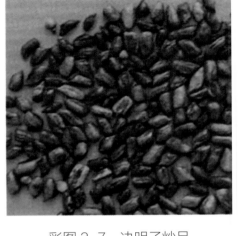

彩图 3-7　决明子炒品

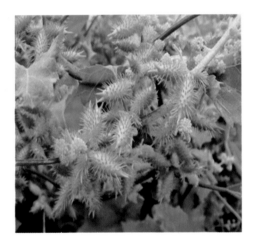

彩图 3-8　苍耳子生品

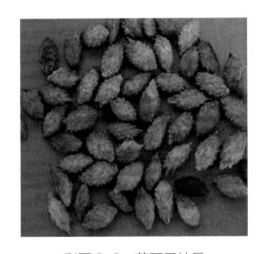

彩图 3-9　苍耳子炒品

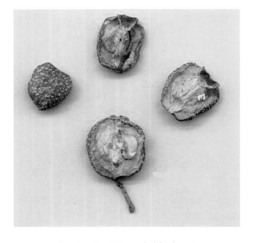

彩图 3-10　山楂生品

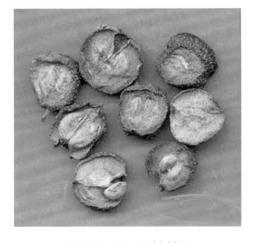

彩图 3-11　山楂炒品

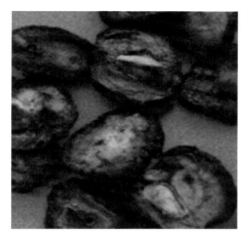

彩图 3-12　山楂炒焦品

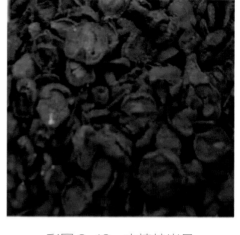

彩图 3-13　山楂炒炭品

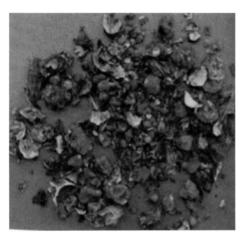

彩图 3-14　栀子生品

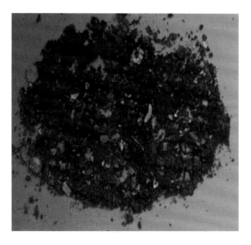

彩图 3-15　栀子炒焦品

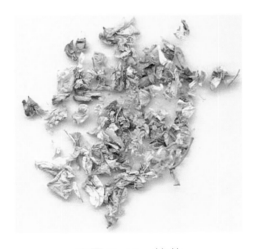

彩图 3-16　槐花

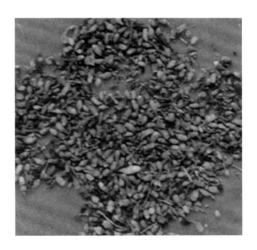

彩图 3-17　槐米

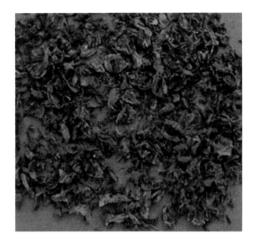

彩图 3-18　槐花炒品

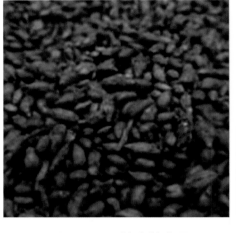

彩图 3-19　槐米炒炭品

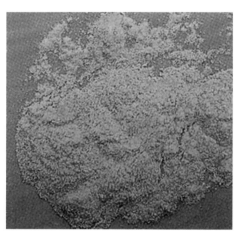

彩图 3-20　蒲黄生品

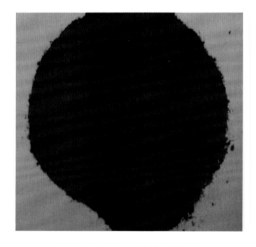

彩图 3-21　蒲黄炒炭品

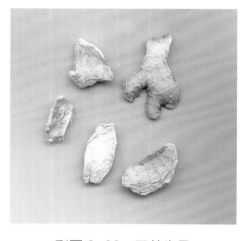

彩图 3-22　干姜生品

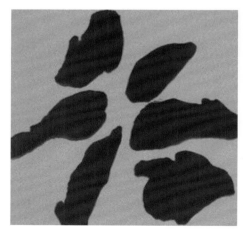

彩图 3-23　干姜炒炭品

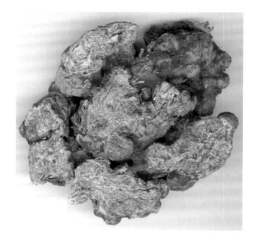

彩图 4-2　苍术生品

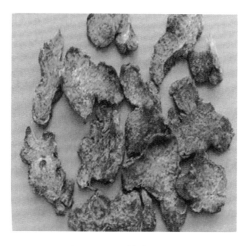

彩图 4-3　苍术麸炒品

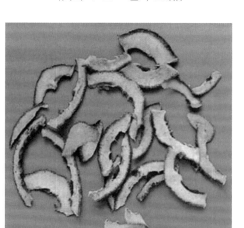

彩图 4-4　枳壳生品

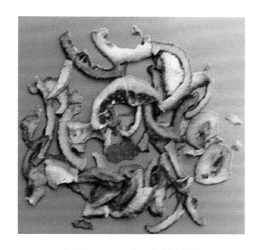

彩图 4-5　枳壳麸炒品

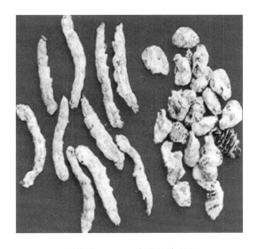

彩图 4-6　僵蚕生品

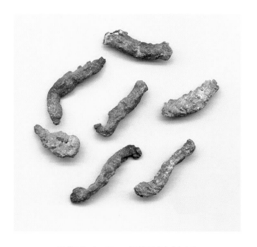

彩图 4-7　僵蚕麸炒品

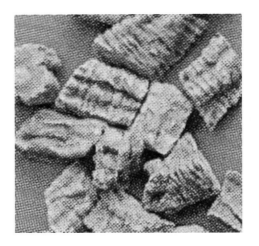

彩图 4-8　党参生品

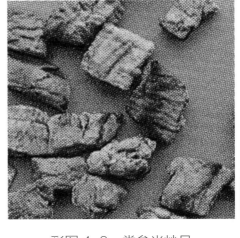

彩图 4-9　党参米炒品

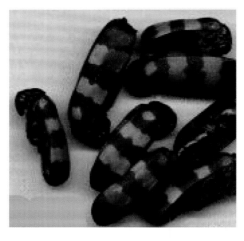

彩图 4-10　斑蝥生品

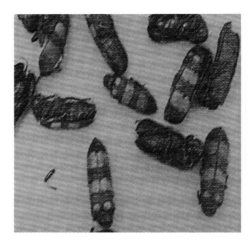

彩图 4-11　斑蝥米炒品

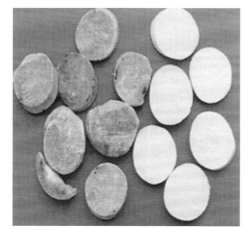

彩图 4-12　山药生品

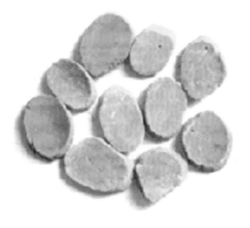

彩图 4-13　山药土炒品

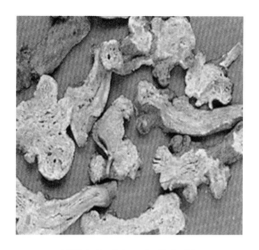

彩图 4-14 白术生品

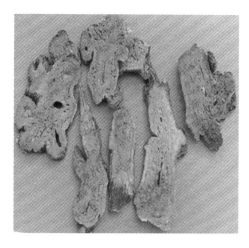

彩图 4-15 白术土炒品

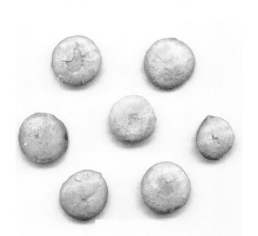

彩图 4-16 马钱子生品

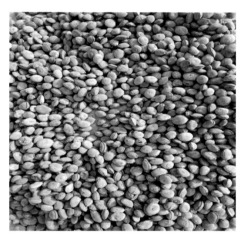

彩图 4-17 马钱子砂炒品

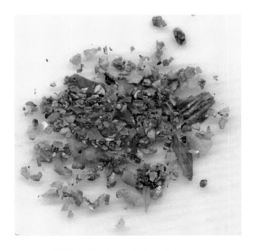

彩图 4-18 鸡内金生品

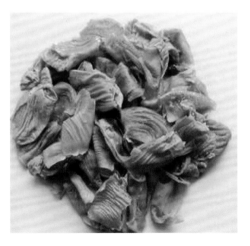

彩图 4-19 鸡内金砂炒品

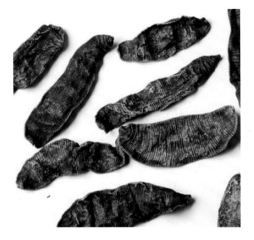

彩图 4-20　水蛭生品

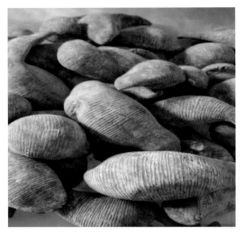

彩图 4-21　水蛭滑石粉炒品

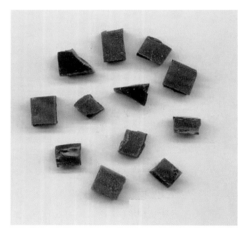

彩图 4-22　阿胶生品

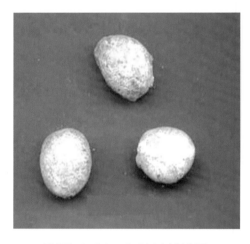

彩图 4-23　阿胶蛤粉炒品

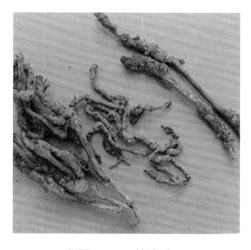

彩图 5-1　黄连生品

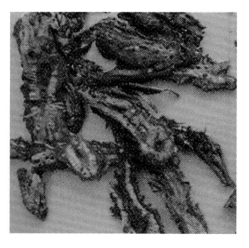

彩图 5-2　黄连酒炙品

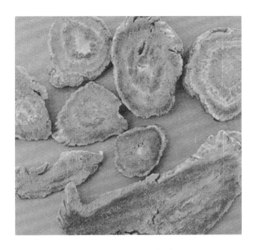

彩图 5-3　大黄生品

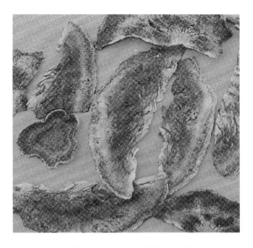

彩图 5-4　大黄酒炙品

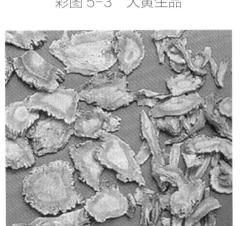

彩图 5-5　当归生品

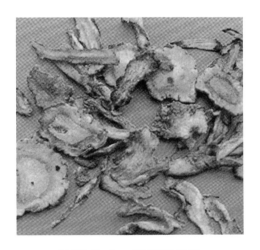

彩图 5-6　当归酒炙品

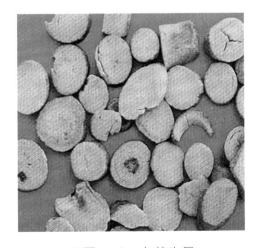

彩图 5-7　白芍生品

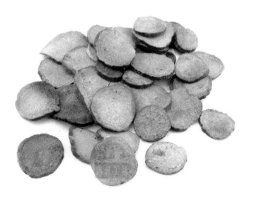

彩图 5-8　白芍酒炙品

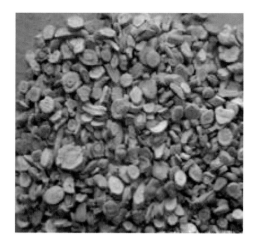

彩图 5-9　柴胡生品

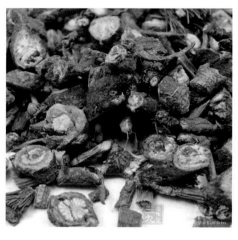

彩图 5-10　柴胡醋炙品

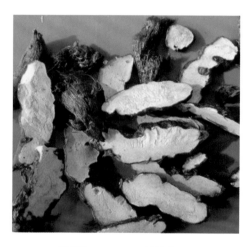

彩图 5-11　香附生品

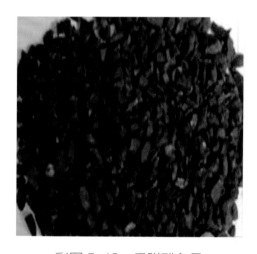

彩图 5-12　香附醋炙品

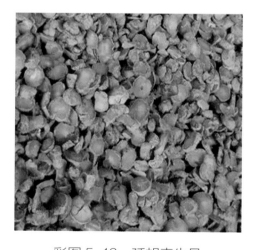

彩图 5-13　延胡索生品

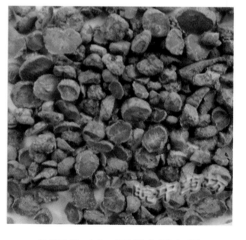

彩图 5-14　延胡索醋炙品

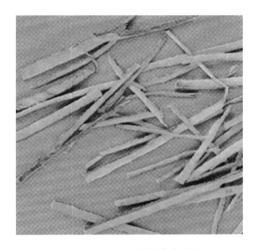

彩图 5-15　黄柏生品

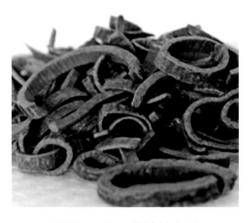

彩图 5-16　黄柏盐炙品

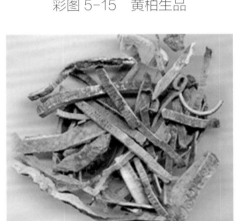

彩图 5-17　黄柏酒炙品

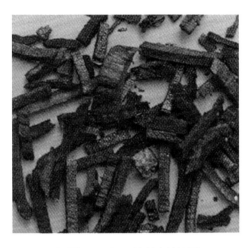

彩图 5-18　黄柏炒炭品

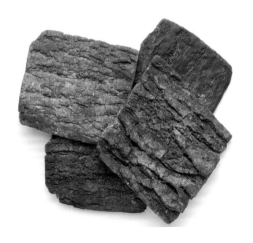

彩图 5-19　杜仲生品

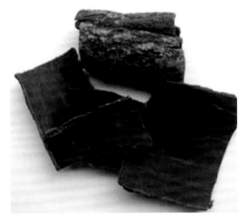

彩图 5-20　杜仲盐炙品

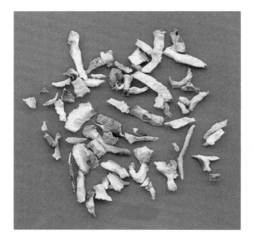

彩图 5-21　知母生品

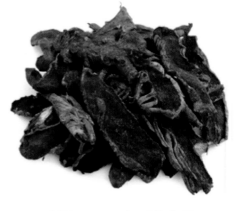

彩图 5-22　知母盐炙品

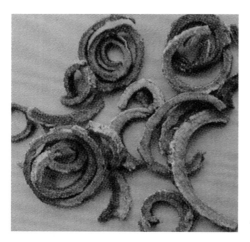

彩图 5-23　厚朴生品

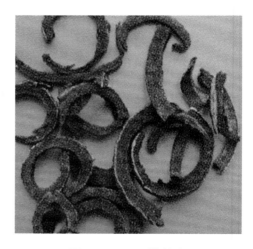

彩图 5-24　厚朴姜炙品

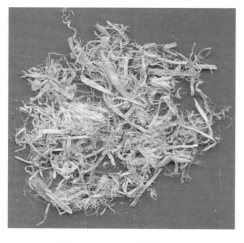

彩图 5-25　竹茹生品

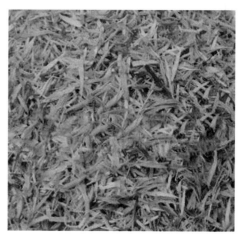

彩图 5-26　竹茹姜炙品

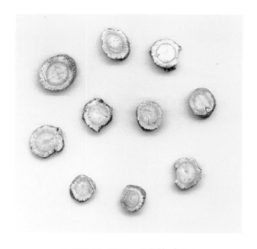

彩图 5-27　甘草生品

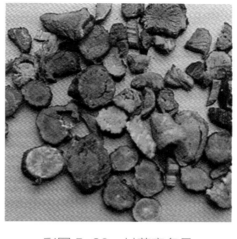

彩图 5-28　甘草蜜炙品

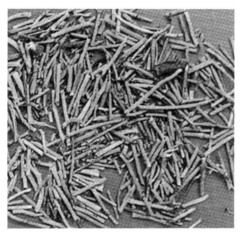

彩图 5-29　麻黄生品

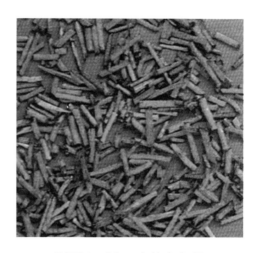

彩图 5-30　麻黄蜜炙品

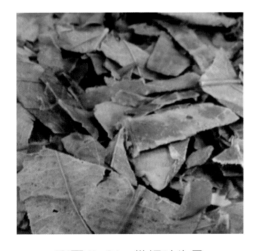

彩图 5-31　枇杷叶生品

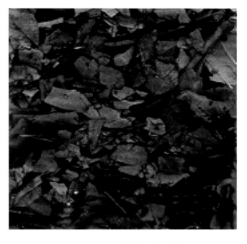

彩图 5-32　枇杷叶蜜炙品

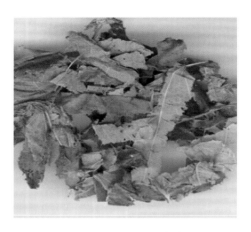

彩图 5-33　淫羊藿生品

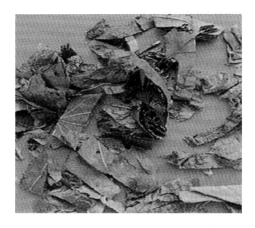

彩图 5-34　淫羊藿油炙品